這樣吃藥
對不對？
○/✗

藥師最想告訴你的
正確用藥與保健知識

在醫療院所的就診流程裡，藥師是最後一道關卡，醫師看診後，病人會進行相關檢查、治療等，最後持著處方箋至藥局領藥。處方開立後，藥師就得進行處方評估，確認藥品劑量、頻次、用法等是否合理，直到最後交付藥品及衛教，這段過程都需要藥師的協助。藥師是醫療制度下不可或缺的角色，在醫藥合作下，各醫療部門及醫療人員各司其職，發揮各自才能，民眾也可獲得最佳的醫療照護。

陳佳玲藥師在醫院服務許久，臨床經驗豐富，長期與家醫科配合居家訪視的業務，實際到病人家協助用藥，實實在在的把自己的專業運用在病人身上。秉持把經驗傳承下去的精神，陳藥師在實習生及新進藥師的培育也相當用心，同時也是大學藥學系的老師，在教學上十分盡責。

我在陳藥師身上看見藥師的不同面貌，藥師不是只有待在調劑台裡面，陳藥師以用藥安全為出發點，走出調劑台到社區、到偏鄉、到學校進行用藥宣導，經營用藥相關

粉絲專頁「藥玩家玲玲藥師」，成立自己的 Podcast 等，
都是陳藥師在藥師領域所做的努力。

　　用藥錯誤是可以事先避免的問題，這本書將民眾用藥
上會遇到的狀況完整的敘述出來，書本內容完整易讀，推
薦為必要收藏的居家用書。

郭綜合醫院總裁

郭宗正

　　藥品可以救人也可以傷人，這是念書時老師常常掛在耳邊的話。民眾在台灣健保制度的生活下，就醫十分便利，健保給付藥品種類也很多元，對於需要醫療協助的病人是很大的福音，也正因此藥品取得變方便了，正確使用藥品就顯得十分重要。

　　在台南，仍有許多民眾因為用藥的錯誤影響健康，曾有報導說台南市洗腎率高居台灣第一，購買地下廣播電台的藥品也時有所聞，有鑑於此不得不思考藥品的影響力。看不懂藥袋的、把藥吃錯時間的、重複用藥的、多重用藥產生交互作用的情況都是民眾用藥的常見疏失，藥師的職責是用藥守護者，為了民眾的用藥安全努力，到偏鄉宣導、到學校分享、到社區衛教，或者成立關懷據點等等，每一項都有藥師的身影參與在其中。Covid-19 肺炎疫情下，藥師參與口罩及快篩發放，也開啟送藥到確診民眾家的親民服務，更讓民眾看見藥師不同的一面。

認識陳佳玲藥師是在藥師公會，陳藥師參與許多公會活動，無論是衛教宣導、社區服務等均積極熱心參與，她也會把這些紀錄撰寫成文章，投稿於藥師週刊或報章雜誌。這本書以民眾為出發點，陳藥師站在民眾的角度，把用藥上會遇到的問題一一呈現出來，忘記吃怎麼辦？出現不良反應該怎麼處理？保健食品該怎麼選擇？鼻噴劑要怎麼用？這些都是民眾日常生活中會想知道的部分，這本書十分貼近民眾，用最簡單的方式讓民眾學會用藥，很值得推薦給大家。

社團法人台南市藥師公會理事長

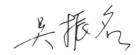

目錄

Chapter 1 用藥安全觀念的建立

Chapter 2 如何正確用藥

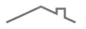

Chapter 3　專科藥品使用守則

Chapter 4　保健食品怎麼吃？

Chapter 1
用藥安全觀念的建立

Q1
成藥和處方藥不一樣嗎？

電影依照觀眾族群的適合可分成限制級、輔導級、保護級和普遍級；同樣的，考量民眾的用藥安全，藥物也設有分級制度。根據藥品分級制度將藥品分為處方藥、指示藥以及成藥三級。

▍處方藥

處方藥就是經由醫師診斷後所開立的藥品。藥師會依醫師的處方箋、調劑藥品給患者服用。處方藥的危險性或副作用通常比較高，必須由醫師來評估病情，開立處方箋後才可以領藥使用。

民眾可以看看藥品的包裝上是否印有「本藥須由醫師處方使用或限由醫師使用」的標示。常見藥品：抗生素、降血糖藥、降血壓藥、降血脂藥及鎮靜安眠藥等。

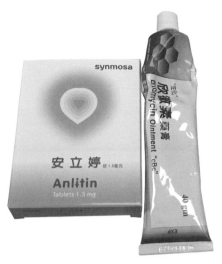

▲ 處方藥必須由醫師診斷開立

▍指示藥

　　不需經由醫師開立處方箋，只要經過醫師和藥師評估症狀並給予指示，就可以使用。指示藥的藥性較為溫和而且安全性比處方藥高，可以在藥房和社區藥局中購買。這些藥品的包裝上皆印有「指示藥品」或「醫師、藥師（藥劑生）指示藥品」的標示。常見藥品：有綜合感冒劑藥、胃腸藥、保力達、維士比及皮膚外用製劑等。

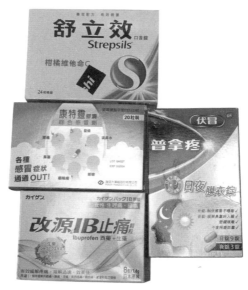

▲ 指示藥藥性較溫和且安全性較高

▍成藥

　　這類藥品的安全性等級最高，成藥的考量點必定是安全性優先於藥效，因此藥性通常較弱，作用較緩和，民眾不需要事先詢問醫藥專業人員的指示，就可以自行至藥局購買使用；只要在使用前閱讀藥品說明書與標示，依上面的用法、用量，適時適量使用即可。成藥的外包裝會標示

「成藥字樣及衛署成製字第＊＊＊號字樣」。提醒你，成藥雖然安全但是絕對不能任意使用喔。常見藥品：如曼秀雷敦軟膏、撒隆巴斯、綠油精、萬金油等。

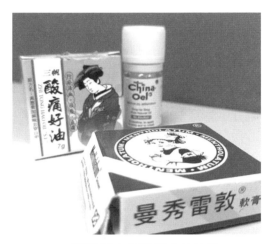

▲ 民眾可自行購買成藥使用

慢性病處方箋

「處方箋」就是平時看診後會拿到的「藥單」。

民眾在醫療院所接受治療診斷，醫師會將治療上所需用的藥品、用法、劑量及使用途徑都記載在處方箋上，民眾取得處方箋後交由藥師調劑及進行藥品衛教。

完整的處方箋應包含以下資料：病患姓名、性別、年齡（或出生年月日）、開立處方日期、診斷、藥品名稱、劑型、藥品單位含量、劑量、總量、總天數、給藥途徑、用藥指示、醫療院所名稱、代號及聯絡電話、地址、醫師科別、醫師簽章（或蓋章）等。

郭綜合醫院　1521031104					【慢性病連續處方箋】				
台南市中西區民生路二段24號　06-2221111									
病歷號碼：		姓名：							
身分證號：		生日：			身份：				
看診日期：		科別：			體重：	GPT：	SRCR：		1/1頁

診斷：I66.09_Occlusion and stenosis of unspecified middle cerebral artery

序	名稱	劑量	單位	頻率	途徑	天數	總量	總單	健保碼	
01	Pregabalin 75mg/cap (Lygaba)	1.00	CAP	Q12H	PO	30	60.00	CAP	AA58292100	慢
02	AliNAMin-F S.C. tab. (Aelocon)	1.00	TAB	QD	PO	30	30.00	TAB	AC376891G0	慢
03	Ultracet 37.5+325mg/tap (Traceton)管4	0.50	TAB	Q12H	PO	30	30.00	TAB	AC56706100	慢

看診醫師：	起始112/04/12	於112/05/02～	於112/06/01～
醫　　師		112/05/12領藥	112/06/11領藥
執照號碼：			
簽　　章：			

就醫識別碼：

備　註：1.領取第2、3次藥品，請依本處方箋每次指定領藥日期區間內領藥。預約專線06-2226677。
　　　　2.請於112/07/11後預約回診，若延遲領藥導致餘藥量大於7日量，請主動更改預約回診就診時間。
　　　　3.本處方箋正本遺失或逾有效期限無法補發，請重新就診。
　　　　4.藥局2、3次慢箋服務時間為星期一～五08:00～20:30，星期六08:00～12:00，假日不提供服務，敬請配合。

Q2
就診時應該要跟醫師說什麼？

　　不知道大家有沒有看過由石原聰美所主演的日劇《默默奉獻的灰姑娘藥師》？裡面將藥師的專業和職責清楚地呈現出來。在醫藥分業之前，藥師的功能比較不明顯，民眾不知道藥品資訊可以詢問藥師，因此政府開始推動此制度。顧名思義，透過醫師與藥師的專業分工合作，在疾病治療過程中，醫師負責診斷、處置及開立藥品處方箋；藥師則是依醫師的處方調劑、複核並交付藥品，同時提供藥物諮詢及衛教。

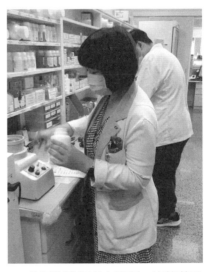

▲ 藥師依醫師處方調劑、複核藥品

因此你我在就診時，為了讓醫師可以做出更明確的診斷，開立適合的藥品，有幾個注意事項一定要跟醫師說明：

① **誠實清楚地描述病情**：將不舒服的狀況詳細的敘述出來，例如：腹瀉已經 2 天了，一天大概跑廁所 4～5 次，飯後肚子疼痛會加劇。將發生過程、時間、頻率和現象清楚描述，便於醫師進行診斷，也能開立適合的藥品來治療症狀。

② **目前正在使用的藥品**：有些民眾可能同時患有多種疾病，會到不同的醫療院所就診。看診時可以主動提醒醫師，目前的用藥有哪些；如果民眾方便的話，建議可以自行攜帶用藥紀錄卡（記錄目前所有用藥）或將藥袋提供給醫師參考；醫師也能藉由健保卡讀取雲端藥歷，了解民眾目前的使用藥品。

③ **有無考試、操作機械、開車或危險工作**：有些藥品使用後會令人昏昏欲睡、精神不濟，如果有考試或工作具有危險性者，可能會因為藥品導致風險增加，因此若有以上的情況可以事先告知醫師。這類令服用者昏昏欲睡、精神不濟的藥品，如皮膚過敏藥、感冒藥等。

藥師小叮嚀

雲端藥歷

　　「雲端藥歷」是指，衛生福利部中央健康保險署於 102 年 7 月結合雲端技術，建置以病人為中心的雲端藥歷系統；105 年升級為「健保醫療資訊雲端查詢系統」，將民眾在不同院所就醫的資料整合在同一個平台，提供各院所的醫師看診、藥師調劑，或是當病人有用藥諮詢需求時，可透過健保卡進行查詢獲知民眾 6 個月內的就醫與用藥紀錄，為民眾用藥安全把關。

圖片來源：衛生福利部中央健康保險署

目前雲端藥歷可查詢的項目包括西醫、中醫用藥紀錄、檢查檢驗紀錄與結果、手術明細紀錄、牙科處置及手術紀錄、過敏藥物紀錄、特定管制藥品用藥紀錄、特定凝血因子用藥紀錄、復健醫療紀錄、出院病歷摘要及 CDC 預防接種等 12 種資訊。

醫師也可以從雲端系統來調閱電腦斷層（Computed Tomography，簡稱 CT）、磁振造影（Magnetic Resonance Imaging，簡稱 MRI）等醫療檢查影像，用來輔助診斷，大幅降低醫療資源浪費、降低重複用藥及交互作用的風險，也可節省民眾的就醫奔走及金錢耗損。

資料來源：衛生福利部中央健康保險署

④ **是否曾使用過某些藥品造成不良反應**：使用後會因藥品作用或個人體質出現不同的不良反應，例如：某些抗生素使用後可能會出現過敏或是腹瀉的不良反應。如果曾經因為藥品出現的不良反應感到不舒服，在就診時可以告知醫師，避免再開立相同的藥品，自己也可以將過敏藥品記錄起來隨身攜帶，以備不時之需。

⑤ **告知已做過的檢驗結果**：台灣的檢查、檢驗相較來說便利許多，如果已經在其他醫療院所進行檢驗，就診時可以告知醫師，讓醫師查詢雲端藥歷的檢驗報告做為參考。或是手邊有檢驗報告也可一併帶上。

⑥ **家族史**：家族史是醫師在診斷時的參考資料之一。同家族的人基因較為相似，對部分風險因子較難避免，因此會有較高的機會罹患同疾病或遺傳問題。看診時可以把家族罹患的疾病告知醫師，讓醫師在診斷時一起參考。

⑦ **懷孕**：考量藥品對於胎兒的安全性問題。雖然依安全性將藥品分為五級，但並不是説完全不可使用，而是在特殊情況下，醫師會加以考量：即治療效益必須遠遠大於對胎兒的危險時才會使用。因此打算懷孕或是懷孕中的女性，就診時必須告知醫師，避免醫師開立使用後有可能危害胎兒的藥品。

⑧ **哺乳**：部分藥品會排泄到乳汁中，哺乳時藥品會藉由乳汁讓嬰幼兒吸收，雖然量很少，卻仍無法排除藥品可能造成的風險，因此正在哺乳的女性，就診時也要告知醫師：「我正在哺乳中」。若不能避免服用藥物，可以暫時先使用配方奶餵食嬰幼兒或在用藥前先把乳汁蒐集起來較為安全。

孕婦用藥分級

　　「懷孕用藥分級」是美國食品藥物管理署（Food and Drug Administration，FDA）針對風險較大的懷孕婦女特別將藥品做安全性分級，主要以藥品對胎兒的可能不良影響，將孕婦用藥分為 A、B、C、D 及 X 共五個等級：

孕婦 用藥分級	意義	常見藥品
A 級	對孕婦所做的研究中，有足夠的證據證明用於懷孕初期及後期皆不會造成對胎兒之危害	維他命 B6

孕婦 用藥分級	意義	常見藥品
B 級	動物實驗證實對胎兒無害但缺乏足夠的孕婦實驗;或動物實驗有副作用報告,但孕婦實驗無法證明對懷孕初期及後期之胎兒有害	退燒止痛藥 Acetaminophen (同普拿疼成分)、 化痰藥 Acetylcysteine
C 級	動物實驗顯示對胎兒有害但缺乏控制良好的孕婦實驗;或缺乏動物實驗或孕婦實驗數據	降血壓藥 Amlodipine、 止痛消炎藥 Diclofenac
D 級	已有實驗證實對人類胎兒之危害;但緊急或必要時可權衡利害而使用仍可接受	抗焦慮藥 Alprazolam、 降血壓藥 Valsartan

孕婦 用藥分級	意義	常見藥品
E 級	動物實驗及／或孕婦實驗業已證實對胎兒有害	治療青春痘的 A 酸 Isotretinoin、 降血脂藥 Atorvastatin

　　FDA 在 2015 年 7 月宣布，原懷孕用藥分級已經不適用了，因為 C、D、X 級的藥品，吃了不一定會導致畸胎（不同的藥品在不同週數間會有不同效果，無法一同評論）。故取消懷孕的藥物風險分級，改為加註風險的數據資料。但，台灣目前仍以原 ABCDX 為目前常用的懷孕風險考量。

⑨ **抽菸、喝酒**：抽菸會使治療氣喘、慢性阻塞性肺部疾病的茶鹼類藥物（Theophylline）代謝增加，導致療效受影響。喝酒則會使鎮靜安眠藥物（如 Lorazepam、Zolpidem）的效用增加，增強中樞神經的抑制作用，導致不良反應增加，嚴重時可能會抑制呼吸造成危險。抽菸、喝酒可能會影響藥品代謝異常，造成部分藥品血中濃度或副作用增加，因此看診時需詳實告知醫師是否有抽菸、喝酒的習慣。

▲ 抽菸和喝酒會使茶鹼類藥物或安眠藥等不良反應增加

Q3
原廠藥和學名藥哪個比較好？

原廠藥和學名藥哪個比較好？這是許多民眾的心聲：曾長期使用某一個原廠藥品，但下次回診卻被醫療院所告知，藥品換藥廠囉！儘管醫療人員會說明：成分、劑量和劑型都和原本使用的一模一樣，不用擔心，可以安心用藥。但是，一般民眾還是會心有疑慮，到底這兩種藥有沒有差別呢？

▋原廠藥（Brand drug）

我們先來聊聊什麼是原廠藥（Brand drug）吧！一個藥品可以上市，其背後的付出和波折絕對超乎你我的想像，自研發、實驗、臨床試驗、新藥查驗登記等一直到上市，可能需要花費 10～20 幾年的時間，有些甚至更久；因為在這段時間裡可能有研發失敗放棄的，也有可能仍在

不斷修改設計的，當然還有持續耗費研發經費的……這些在合格上市前的付出都算在藥品的成本中，因此為了保護這些首研發者的權利，藥品在上市時，會用「專利」保障該藥的市場獨占性，也就是這段專利期間不能有其他藥廠生產一樣的產品。專利期間的藥品價格會比較高，主要是為了讓廠商能有回收其研發費用的機會。這種**由原研發廠商製作，但專利過期**的藥就被稱為「原廠藥」。

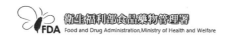

衛生福利部食品藥物管理署
FDA Food and Drug Administration,Ministry of Health and Welfare

西藥、醫療器材、化粧品許可證查詢
詳細處方成分 | 藥物外觀 | 仿單資料 | 外盒/標籤/條碼 | 授權使用 | 資料專屬
許可證詳細內容

註銷狀態	
註銷理由	
有效日期	114/12/24
許可證種類	菌 疫
舊證字號	
第一等級醫療器材原登錄字號	
通關簽審文件編號	DHA06000099908

資料來源：衛生福利部食品藥物管理署

學名藥（Generic Drug）

待原廠藥的專利過期後，**藥廠可以向政府提出申請**，由其他藥廠製作與原廠藥相同成分、劑量及劑型之藥品。但要怎麼確認這些廠商生產出來的藥品可以和原廠藥一樣呢？依照政府規定，學名藥在上市前必須與原廠藥品比對，品質要求必須符合**藥物生體可用率**（Bioavailability，BA）及**生體相等性試驗**（Bioequivalence，BE 試驗），以確保其療效與原廠藥是一致的。

學名藥通過 BA 及 BE 後，經核可的合格藥廠依照正常申請程序生產、製造與原廠藥相同成分、劑量及劑型之藥品。**學名藥因省去研發的高昂費用，因此價格相對便宜許多。生產之學名藥可以降低研發成本，加上在市場上有需求性，而且可以降低醫療院所的成本，因此現在學名藥慢慢成為市場主流。**

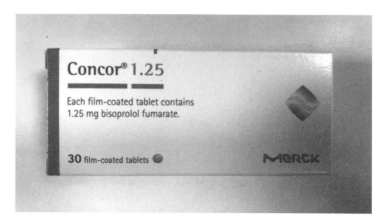

▲ 原廠藥

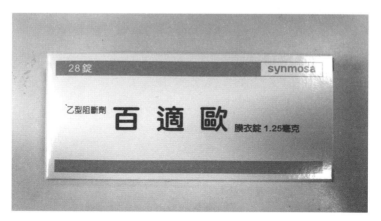

▲ 學名藥

生體可用率（Bioavailability）

指有效成分吸收進入人體後，到達全身血液循環或作用部位的速率與程度指標。

以靜脈注射給予藥物時，藥物 100% 進入體循環，其生體可用率為 100%。口服藥品會因吸收程度不同而有所差別，例如：心絞痛的急救藥品－耐絞寧（硝化甘油，俗稱救心），口服後生體可用率約 10% 左右，在急救時無法產生大的效用，因此多會更改吸收方式為舌下給藥，藉此增加生體可用率，增加療效。

生體相等性（Bioequivalence）

二個具有化學相等性之同劑型藥品，常以相同條件投與同一組人體時，其藥理效應或有效成分吸收進入全身血液循環或作用部位之量與速率，無統計學上顯著之差異。

想生產和原廠藥一樣成分且同劑型的學名藥，學名藥必須在投入人體後要有和原廠藥相當的生體可用率，也就是説兩者在相同條件下必須有相當的效果才行，這樣學名藥才算通過考驗可以申請製造。

資料來源：藥品生體可用率及生體相等性試驗作業準則

Q4
同一種病為什麼開的藥不同？

　　由於健保醫療便利，民眾就醫選擇多元，可能早上因疼痛在骨科就診，晚上感冒發燒又到同家醫院的家醫科就診。然而骨科和家醫科感覺科別差異很大，加上疾病不同，兩科醫師開的藥品會有衝突嗎？這個問題應該是很多民眾心中的疑問。

　　骨科因疼痛可能會開立止痛藥，感冒發燒會使用退燒藥，這兩種情況裡都有可能會開立同一種藥品Acetaminophen。Acetaminophen具有退燒止痛的效果，因此可用在骨科的止痛和家醫科的退燒病徵上。可是，每間醫療院所使用的藥品品牌不同，加上不同藥廠所生產出來的藥品外觀和顏色不同，可能在診所是用黃色圓形的錠劑，但在醫院則採白色長條型的錠劑；不同藥廠其外觀、色澤就會完全不同，一般民眾根本無法辨識，因此有隱藏

的重複用藥的風險。

那麼，要怎麼知道是否為同一種藥品呢？這我們就得從藥品名稱開始了解了。

藥品被製作出來的時候，通常都會幫藥品取一個公定的名字，經過國家或國際委員會認可後，會稱為「學名」。也就是說，不論是哪一家藥廠生產，都會使用這個公定的名字。

除此之外，藥品還有另外一個名字，即「商品名」。每一家藥廠都可以為自己所生產的藥品取一個專屬的名字，例如：「學名」為 Acetaminophen，但其「商品名」可能是力停疼（Tinten）、普拿疼錠（Panadol）等。再例如，一般常喝的水其學名為 H_2O，卻因為廠商的不同，而有不同的名字，例如「多喝水」或是「悅氏礦泉水」等。儘管商品名稱不一樣，但其成分都是一樣的。

廠牌A
商品名：力停疼
Tinten

白色長條型錠劑

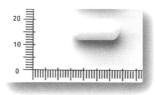

廠牌B
商品名：普拿疼膜衣錠
Panadol

白色長條型錠劑

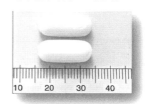

廠牌C
商品名：伯樂止痛錠
Paran

黃色圓形錠劑

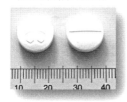

廠牌D
商品名：普除痛錠
Paramol

白色圓形錠劑

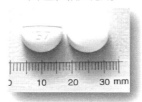

▲ 學名 Acetaminophen 乙醯氨酚 500mg

當民眾至不同的醫療院所拿藥時，可以藉由他們所提供的藥品明細或是藥袋來加以分辨。藥名呈現方式為「學名＋商品名」，建議民眾可以先看看學名是否相同，就可以大概辨識出是否有重複用藥的情況了。

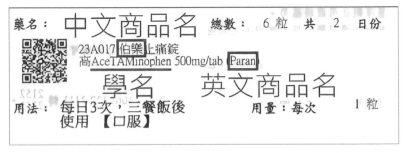

▲ 藥袋的藥品名都是商品名和學名一起 show 出

Q5
哪些藥吃了反而傷身？

　　《藥事法》對於「藥品」的定義為：「能夠預防、減輕或消除病狀之發作，以恢復正常生理機能或增強體內某種機能，或用以協助病狀診斷之物質，稱之為藥品。」藥品應該要對人體有幫助，如果民眾使用到或服用了品質不好的藥品、或是添加了有害物質的藥品，抑或是非法進口的藥品等，反而容易傷身。

　　電視新聞中偶爾會看見「偽藥」、「劣藥」、「禁藥」這三個名詞，若是它們違規販售、製造，不只會違反《藥事法》，更可能惹「禍」上身。

▌偽藥

　　偽藥的「偽」字，有假的及不合格的意思。根據《藥事法》所稱，偽藥是指藥品經稽查或檢驗，而有下面各種

情形：

① 未經核准，擅自製造者。

② 所含的有效成分之名稱，與核准不符者。

③ 將他人產品抽換或摻雜者。

④ 塗改或更換有效期間之標示者。

藥師小叮嚀

藥品的有效期限（Expiration Date）

是指藥品在「未開封」且保存條件良好的情況下的最後使用期限。一般在外盒或外包裝上會有標示，標示方式為英文 Exp. Date 或中文標示「有效期限」、「保存期限」、「保存日期」。日期呈現方式目前無一致性，通常以民國或西元，月／日／年、年／月／日或年／月呈現。

偽藥以摻雜其他物質及塗改有效期限最為常見，一些知名的藥品，如降血壓的「脈優」、降血脂的「冠脂妥」等，因為市場需求使用量大，很容易被不肖人士仿製。再者，自費的減肥藥因為價格好，容易被仿造；製作出來的偽藥，只要價格低於市面，通常很容易銷售一空。偽藥的添加物若是無效的成分，服用之後不僅無法達到改善疾病的效果，反而浪費錢；如果添加物是有害成分，使用之後更可能會讓身體受到損害，得不償失。

▌劣藥

　　劣藥的「劣」字，有壞及不好的含意。《藥事法》中所稱之劣藥，是指藥品經稽查或檢驗有下列各情形之一：

① 擅自添加非法定的著色劑、防腐劑、香料、矯味劑及賦形劑者。
② 所含有效成分之質、量或強度，與核准的不符。

③ 藥品中一部分或全部含有汙穢或異物。

④ 有顯明變色、混濁、沉澱、潮解（物質在空氣中吸收水分，變成溶液）或已腐化分解。

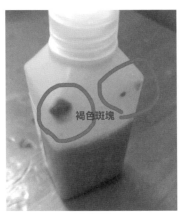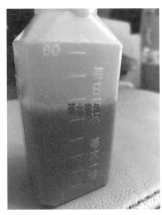

褐色斑塊

藥水變色

▲ 藥物中有斑塊出現、或有顯明變色，
　　均為劣藥，不可再服用

⑤ 主治效能與核准不符。

⑥ 超過有效期間或保存期限者。

⑦ 因儲藏過久或儲藏方法不當而變質者。

⑧ 裝入有害物質所製成之容器或使用回收容器者。

劣藥的案例很常見：有些家庭會儲存、擺放藥品，但擺放的時間太久，超過有效期限，藥品的品質會逐漸變差，亦可能會有發霉、變色或是出現異味等情況，若出現這些情況就可算是劣藥。劣藥品質欠佳，服用或使用後對身體無益處，千萬不要以身試法。

藥師小叮嚀

矯味劑

　　顧名思義就是矯正味道使用的。有的藥品有不良氣味和不好的味道，會令人難以接受，而影響病人的服藥順從性。矯味劑常見有甜味劑、芳香劑等，可以讓藥品味道變好，提升接受度。

禁藥

禁藥的「禁」字,有避諱、忌諱的含意。根據《藥事法》所稱的禁藥,是指藥品經稽查或檢驗有下列各種情形之一:

① 經中央衛生主管機關明令公告禁止製造、調劑、輸入、輸出、販賣或陳列之毒害藥品。

② 未經核准擅自輸入之藥品。但旅客或隨交通工具服務人員攜帶自用藥品進口者,不在此限。

之前在醫院曾發生過病人自行在國外購買化療藥品帶回台灣,希望醫療人員可以幫忙施打到體內;然而這種藥品當時台灣未核准進口,也不應隨意使用在身上,如果出現問題,後果難以預料。

Q6
哪些東西不能和藥一起吃？

▋藥品 - 藥品交互作用

　　如今的民眾對養身的概念很普及，對於交互作用也有一定的觀念，因此，在醫院很常遇到民眾詢問：這些藥可以一起吃嗎？飲食有需要注意什麼呢？服藥時沒有水，配果汁可以嗎？

　　回答這些問題時，首先我們先了解一下藥品交互作用的意義是什麼？

　　當一個藥物的作用被不同藥物、食物或其他物質所影響，因而造成效果減少或是效果（毒性）增加時，稱為藥物交互作用。藥物交互作用與個體差異性相關，相同的藥品組合可能在不同人的身上，會有不同程度的改變。輕微的會讓藥物吸收或藥效的發揮受到影響，較嚴重者可能會

危及生命。

藥物交互作用不全然是不好的，有些醫師會使用相同作用的藥品，來幫助病情控制，例如使用兩種不同作用方式的降血壓藥品，當同時產生降壓的作用時，會出現加成效果讓血壓被控制得更好；反之如果用到作用相反的藥品，就可能導致藥效被減弱，疾病控制不佳。

藥物交互作用從進入人體就會開始運作，作用方式可能會影響吸收量，加強代謝或阻礙代謝等。而且交互作用亦可能和飲食息息相關、不可不慎！

平時到醫療院所就診，醫師平均會開立 4～6 種藥品，而對於多重慢性疾病者，其藥品甚至可能高達 10 種；藥品品項越多，發生交互作用的比率就會越高。因此，該如何避免藥品和藥品間產生交互作用呢？建議民眾如果有多科就診或跨院就診的情形，請在看診時主動告知醫師，讓醫師端可以查看一下是否有可能發生交互作用的狀況，避免開立出不適合的藥品。此外，民眾也可以找藥師幫忙，由藥師協助查詢是否有藥品交互作用的可能性。

藥品 - 食物交互作用

除了藥品與藥品會產生交互作用外，藥品和食物間的交互作用也不容小覷。快到中秋節時，新聞一定會提醒「慢性藥品和柚子要小心交互作用」問題。柚子有這麼可怕嗎？因柚子的成分含有「呋喃香豆素（Furanocoumarin）」，呋喃香豆素會不可逆地抑制小腸及肝臟中的代謝酵素CYP450 3A4。由於許多藥物會藉由這酵素代謝掉，因此若服藥的時候併食柚子，可能會導致該藥物代謝受阻且使血中濃度升高，增加發生不良反應（或毒性）之機率。

在交互作用下，抑制藥物代謝的作用可達數小時甚至兩三天，即使間隔一段時間再服藥也無法完全避免。如果非吃柚子不可，建議淺嚐幾瓣即可，切勿大量食用喔！葡萄柚和柚子一樣，都含有呋喃香豆素，同樣會發生交互作用。但不是每個藥品都會和柚子及葡萄柚發生交互作用，僅是一些必須由 CYP450 3A4 代謝的藥品才會如此。常見的降血壓藥，如 Amlodipine、Lacidipine、Carvedilol、Verapamil 等，會因交互作用導致臉紅及血壓降低等；降血脂藥如 Atorvastatin、Lovastatin、Simvastatin 等，則可能

會因併用發生嚴重的肌肉疼痛、肌肉病變等不適症狀。

　　飲品的部分，酒精會使鎮靜安眠藥效果加強，因此如果工作上需要操作危險機器或需要高專注力等，絕對不可一起使用。使用抗生素，如 Ciprofloxacin、Levofloxacin 等，不建議與牛奶併服，這樣做會降低藥物的吸收，若非併用不可，中間間隔至少兩小時較好。

　　一般醫院的藥袋或診所的藥品明細上會加註藥品使用的注意事項，建議民眾用藥前先閱讀重要資訊再使用，如果仍有疑問可以致電「藥物諮詢」詢問藥師。

Q7
為什麼有的藥做成膠囊，有的做成藥片？

藥品考慮其藥品特性、吸收效果及使用便利性，會把藥品設計成不同的劑型。口服劑型有很多種類，以下一一做介紹：

① **錠劑**：為一般最常見的劑型。利用簡單的賦型劑將藥品直接打錠。外觀為硬硬的、一顆一顆的藥錠。

藥師小叮嚀

賦型劑

就是一種添加物。除了藥品主成分之外，其他添加於藥品中之色素、黏合劑、潤滑劑、矯味劑等原料，都算是賦型劑。

② **咀嚼錠**：常見於兒科和腸胃用藥。這是兒科針對無法順利吞服藥品的小孩所設計的劑型，通常味道比較好，孩童的接受度高。腸胃用藥多用於制酸劑，將其製成咀嚼錠，病患咀嚼後可增加藥效發揮的速度。

③ **顆粒劑**：即將藥物與適當的輔料配製而成的顆粒狀製劑，主要特點是可以直接吞服，或沖水溶解飲用，攜帶便利，溶解和吸收速度較快。

④ **糖（膜）衣錠**：在一般的錠劑外加上一層特殊的包衣。有些藥品本身的味道不良，便可藉著包衣將其遮蓋起來；也可透過包衣阻隔藥品與空氣、光線的接觸，以增加化學安定性，這層結構並不會影響藥品釋出的時間。

⑤ **口溶錠**：利用口腔中少量的唾液將藥品溶解，通常味道佳，溶解速度快，吸收速度也較快，對於無法順利吞藥的患者在使用上十分便利。

⑥ **舌下錠**：常見於心絞痛的藥品——如硝化甘油（Nitroglycerin, NTG）。經腸胃道吸收，進入全身循環作用前，需先通過肝臟代謝。由於這個藥物經過肝臟時會被大量代謝，導致藥效大打折扣，因此藥品被設計成舌下錠，藉由口腔黏膜快速吸收藥品、藥效，同時避

免口服被肝臟代謝掉，對急救相當重要，因此使用舌下錠時切勿任意更改服用方法，以免藥效受損。

⑦ **發泡錠**：利用酸鹼中和原埋，服用此藥物前需加水溶解，過程會出現發泡現象。溶解後藥物呈水溶液狀，利於藥物吸收。此藥片體積較大，千萬不要放於口中溶解也不可以直接吞服。

⑧ **長效緩釋錠**：為了增加病人服藥的順從性及方便性，藥廠會設計藥效較長的藥品：本來一天要吃 3 次，改成長效劑型後，一天只要吃 1 次就好，即改變藥物釋放方式，讓藥物延遲或緩慢地釋出。服用這類藥品時要注意，如果將藥品磨成粉或壓碎會破壞原緩釋劑型，導致藥品立即全數釋出，因此以鼻胃管灌食之病患不建議使用此類藥品。這類藥品可以從藥名上輕鬆分辨。在中文藥名後加上「長效」或是「緩釋」字眼就是長效劑型。若在藥品英文名後方，加上以下縮寫也表示為長效劑型：CR（controlled release，控制釋放）、LA（long acting，長效）、SA（sustained action，持續作用）、SR（sustained release，持續釋放）、TD（time delay，時間延遲）、XR（extended release，延長釋放）。

⑨ **腸溶錠**：為了不讓藥品在胃中被胃酸破壞，可順利在到達小腸才被吸收，藥廠會設計一件「腸衣」，包裹在藥錠外面，讓藥品穿著這件衣服通過胃酸的襲擊。這種特殊劑型的設計一樣不能磨粉或壓碎，否則一旦腸衣破損，效果便會大打折扣。

藥師小叮嚀

鼻胃管灌食

　　針對無法由口腔進食者（如食道、牙齒或口腔手術、嚴重昏迷、進食易嗆到者），藉由鼻胃管自鼻腔插入胃部，將流質食物灌入胃部，提供適當的熱量與營養。

⑩ **膠囊**：可分為硬膠囊和軟膠囊，兩者均可以把味道不好的成分包裹起來，保護有效成分進入腸胃道中，也可減少成分對食道造成的刺激。兩者都是利用特殊材質製成外殼，將藥品填入殼中，以方便吞服。硬膠囊內容物為粉劑或顆粒劑居多，軟膠囊則多為液態或黏糊狀的。使用膠囊劑型時，水分的量不可過少，服藥後也必須避免立即躺下，以免膠囊卡在食道造成食道潰瘍。

⑪ **糖漿劑**：為含有較高濃度的蔗糖水溶液。一般常用於兒童服用的藥物上。加上矯味劑後味道容易被兒童接受，因此存放時應避免放在孩童容易取得的地方，以免誤食造成危險。

除上述的口服劑型外，鼻噴劑、吸入劑、外用貼片、外用藥膏等也都是常見的藥物劑型，每種劑型使用方式不同，在之後的章節會特別說明。

表 口服劑型種類

劑型	外觀	特色	使用方式
錠劑		最常見的劑型,利用簡單的賦型劑,將藥品直接打成藥錠	配水吞服
咀嚼錠		常用於兒科和腸胃用藥	咬一咬吞下或配水即可
顆粒劑		攜帶便利,溶解和吸收速度較快	配水吞服 /沖水溶解飲用
糖(膜)衣錠		1. 阻隔藥品與空氣和光線的接觸,以增加化學安定性 2. 掩飾不好的味道	配水吞服

劑型	外觀	特色	使用方式
口溶錠		味道較佳，溶解速度較快，吸收速度快	利用口腔唾液將藥品溶解
腸溶錠		包上腸衣，以免被胃酸破壞，確保到小腸才被吸收利用	配水吞服
膠囊		1. 可把味道不好的成分包起來，保護有效成分進入腸胃道中 2. 可減少成分對食道造成的刺激	配水吞服
糖漿劑		攜帶便利，溶解和吸收速度較快	配水吞服

劑型	外觀	特色	使用方式
長效緩釋錠		不建議磨粉	配水吞服
發泡錠		藥片體積較大，切勿放入口中溶解，也勿直接吞服	加水溶解後再使用
舌下錠		藉由口腔黏膜快速吸收藥品藥效	由舌下或口腔黏膜吸收

Q8
國外旅遊常購買的藥品，
怎麼使用才安全？

國外旅遊除了購買當地名產外，藥妝店是熱門的伴手禮景點，無論是日本還是韓國，這些地方的藥妝店都好好逛，只要在網路搜尋一下就能看見必買清單，但是，跟風買了一堆真的有在使用嗎？

記得到日本旅遊時，看見國人到藥妝店都是一籃一籃的買，感冒藥、止痛藥、眼藥水、整腸健胃藥等不客氣地買了一堆，藥品標示皆是日文。在看不懂的情況下，對於正確劑量、用途、禁忌及副作用等可能會有使用上的疑慮，這樣真的安全嗎？

止痛藥 EVE

　　有名的止痛藥 EVE 是日本必買清單榜上有名的藥品。EVE 的成分是 Ibuprofen，在台灣歸為非類固醇抗炎止痛藥（NSAID），這個藥品一般可用於頭痛、牙痛、生理痛、肌肉疼痛或關節炎等。日本產的 EVE 有數種產品，例如有加強錠、快速作用錠等，因選擇多元，是許多人喜愛的藥物。但是，EVE 的產品中有些含鎮靜劑成分，此成分會有嗜睡及血小板低下的風險，開車或操作危險機器者不建議使用；而且這成分是孕婦禁忌，若在不清楚藥品差異的情況下誤用，豈不是得不償失嗎？ Ibuprofen 是藥品，因此也會和其他藥品有交互作用的可能性。另外，這類藥品容易傷腎，長期使用下對腎臟是一種負擔，使用前不可不慎。

表 EVE 系列各成分和注意事項

EVE 系列	成分	使用年齡	注意事項
EVE QUICK DX	Ibuprofen 200mg+ 鎮靜成分 + 氧化鎂 + 無水咖啡因	15 歲以上	1. 可能會嗜睡，服用後儘量不要開車或是操作危險器械 2. 不足 15 歲不建議使用 3. 含鎮靜成分不建議孕婦使用
EVE QUICK	Ibuprofen 150mg+ 鎮靜成分 + 氧化鎂 + 無水咖啡因	15 歲以上	
EVE A EX	Ibuprofen 200mg+ 鎮靜成分 + 無水咖啡因	15 歲以上	
EVE A	Ibuprofen 150mg+ 鎮靜成分 + 無水咖啡因	15 歲以上	

▌眼藥水

　　眼藥水也是必買清單上的一大熱門。國外的眼藥水包裝可愛，是吸引國人喜愛的原因之一。但眼藥水種類多，使用的時機也有所差異，包裝上寫著「結膜炎、紅眼」者，此類眼藥水可消除血絲，主要成分含「血管收縮劑」，一般使用不可超過 7 天，以免造成反彈性充血，讓眼睛更不舒服。眼藥水因為製作過程嚴格，屬無菌狀態，台灣規定開封後使用期限為一個月，若從國外帶回，考量保存的安全性，建議以一個月為限較佳。

▌感冒藥

　　感冒藥也是國人喜愛的伴手禮，不同藥廠出廠的藥品其成分有差異，有的可以止咳加強，有的止咳效果較弱，這些差異一般民眾是無法了解的。有的感冒藥中含「Dihydrocodeine」，是一種強效的鎮咳成分，具成癮性，且有呼吸抑制的風險，12 歲兒童以下及哺乳孕婦是不可使用，如果民眾不注意可能就會誤買誤食了。

　　國外旅遊難免會採買一些民生用品回來，藥品也是居

家必備的，在此提醒：購買藥品時，需考量使用量為多少，不要買了一堆囤了一堆，到最後過期只能丟棄。購買的藥品因為語言的限制及文字差異，對於外盒或說明書會有閱讀上的困難，考量個體差異不同，建議使用前還是詢問醫療人員較好。自行購買的藥品在台灣是無法申請藥害救濟的，也就是說如果使用藥品後出現不良反應，政府無法給予賠償，因此自行購藥的風險需好好考量才行。台灣已公告「入境旅客攜帶自用藥品限量」規定，自國外帶藥回來已有購買的上限規定，購買前需注意此點。此外，若把買回來吃不完的藥品放到網路上販售，則會違反《藥事法》裁罰 3 至 200 萬元。

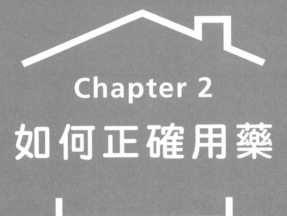

Chapter 2
如何正確用藥

Q1
為什麼有的藥飯前吃？
有的飯後吃？

領藥後，藥袋上會註明服藥時間。用藥時間會根據藥品特性而有不同，因此千萬不可任意更改藥品的使用時間或頻次，否則可是會讓藥效大打折扣喔！我們先來了解有哪些用藥時間：

① **飯前／空腹服用**：指「飯前 30 分鐘至 1 小時或是飯後 2 小時服用」。這種用法主要考慮到胃的蠕動與酸鹼值問題。有些藥品跟食物一起服用後，會使吸收能力變差，降低藥效，因此必須在胃中沒有東西的時候服藥。例如：治療胃食道逆流、胃潰瘍的 Lansoprazole，與食物併服後會降低 50% 的吸收效果。

② **隨餐吃**：指「配飯一起吃，或是吃飽飯後馬上吃藥」。換句話說就是必須在胃中有食物的情況下服藥。糖尿病用藥 Glimeperide 可增加胰島素分泌並達到降低血糖的效果，因此得隨餐一起吃，若吃藥後沒有用餐或是隔

很久後才進食，在藥效已經發揮的情況下，可能會致使血糖降得太低，容易發生危險。這類藥物建議可以在進食第一二口之後吃，或者跟著飯一起吃，一定要留心餐食與用藥時間不可以間隔太久。

③ **飯後服用**：這是最常見的用法，也就是在「飯後半小時至一個小時間」服藥。在胃部充滿食物的情形下用藥，一些對胃部較具刺激性的藥品若於這種時間用藥可減少刺激性。常見有止痛藥、類固醇等。如果醫師沒有特別交代用法，一般就是指飯後用藥。

④ **睡前服用**：指睡前 30 分鐘以內服藥。常見於幫助睡眠的藥品，一般建議用藥完後趕快去睡覺，不要外出或操作危險器具。助眠藥服用後，恐會昏昏欲睡導致危險性，須特別留意。另外，降血脂藥（例如：Fluvastatin）也會建議在睡前服用，因為膽固醇的生成主要在晚上發生，因此睡前用藥效果較佳。

⑤ **每 6 小時或 8 小時使用**：這種服用法需留意間隔時間，常見於抗生素、抗病毒藥物及抗疱疹藥物的使用。為了讓血液裡維持有效的抗生素濃度以殺死細菌，因此固定間隔時間就可達到最好的療效。若是用藥時間卡到睡眠

時間造成不便，建議可以調整一下，例如睡眠時間為晚上 11 點，而需間隔 8 小時用藥，時間可以選在 23：00、7：00、15：00，讓間隔時間能盡量配合生活作息，並讓藥品發揮最佳效果。

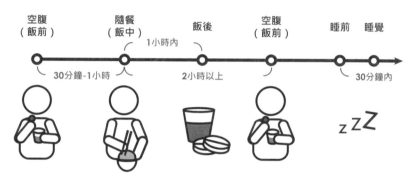

▲ 五種不同的藥品服用時間

藥品使用時間不建議自行調整，例如利尿劑可以幫助水腫的水分排出，也可以降血壓，而這類藥品通常都是早上飯後使用，如果任意更改成傍晚後服用，可能會導致半夜一直跑廁所，增加夜間跌倒的風險發生。因此請勿任意更改用藥時間。

Q2
忘記吃藥怎麼辦？

「忘記吃藥到底要不要補服？」這是許多人心中的疑問，簡單來說，如果用藥時間是早上 8 點和中午 12 點，可以取中間值 10 點；如果 8 點的藥忘記吃了，在 9 點突然想到（10 點之前），則可以趕快補服藥品；如果是 11 點才突然想到（10 點之後），為避免導致藥物在體內的濃度過高，增加副作用風險，就不建議補服藥品了。要注意**不能因為一次藥品沒吃，下次就增加雙倍劑量**喔！

某些特殊藥品，例如：安眠藥忘記吃了，但仍可以睡得著，其實就不需要補服了；血糖藥的功能是降低血糖，如果該餐沒有吃飯，千萬不要補服藥品喔！以免血糖降低太多發生危險。

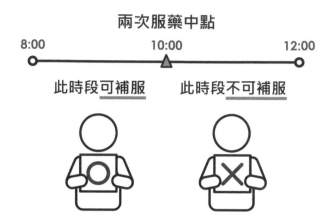

兩次服藥中點

8:00　　　　　10:00　　　　　12:00

此時段**可補服**　　　此時段**不可補服**

▲ 忘記吃藥時，可先取服藥中點時間，再評估是否需要補服

　　如果常常會忘記吃藥的話，建議可以把藥品放在視線常會看到的地方，或是使用鬧鐘提醒；有些手機 APP 也有提醒用藥的功能，建議可以善加利用。

Q3
藥品吃錯時間怎麼辦？

之前曾發生過，一位哺乳媽媽把一個禮拜吃 3 次的藥，誤吃成一天 3 次；加上正在哺乳中，因此媽媽非常擔心會影響小孩憂慮不已。

藥品吃錯時間也是民眾常見的狀況，民眾對於藥品辨識度有限，就算是一藥一袋的設計，依舊有可能會出現放錯藥袋、吃錯藥和服錯時間的狀況；有些民眾則是未好好閱讀藥袋上寫的用法就自行用藥，導致藥品時間、頻次等使用錯誤，輕則副作用增加，重則危及生命安全。如果發現藥品吃錯時間，可以先看看是什麼藥品，例如血壓藥原本是一天吃 1 次，誤吃成 3 次，要小心血壓可能會因此下降過多；若因此感到頭暈不適、頭暈眼花、疲累無力、四肢冰冷或有注意力不集中的狀況，建議趕快到醫院由醫師處理，記得要將藥品資料一併帶過去，讓醫療人員更容易

判斷及應變。

　　上述這位母親，把一個禮拜吃 3 次的藥，誤吃成一天 3 次，明顯劑量增加許多，得考量藥品是否超過一天可以接受的最高劑量，並要考慮副作用；加上因在哺乳中，也必須考量藥品是否會從乳汁排泄出來，若小孩有可能吸收到藥品，亦需要將小孩納入追蹤治療。

　　雖說多飲用水可以幫助藥品代謝排出，但仍需評估藥品本身的特性。現在的藥品設計更多元，藥效亦延長許多，建議還是得到醫療院所由專業醫療人員處置會更安全，並將藥品資料一併帶過去讓醫師評估。

Q4
出現不良反應該怎麼辦？

　　陳先生的公司最近安排身體健康檢查，檢查結果為三酸甘油脂超過標準，經建議後到家醫科就診，醫師開立降三酸甘油脂的藥品供陳先生使用。服用了2天之後，陳先生發現腰部和大腿出現痠痛現象，7天後因疼痛難耐回診治療。醫師告知陳先生這是出現藥物不良反應，建議暫停用原本的藥品，並改開立其他藥品，之後陳先生就沒有再出現任何腰部和大腿痠痛的情況了。

　　藥物不良反應是指藥物在作用的時候，除了預期的療效外，產生了有害的、非預期的、不想要發生的反應，稱

為藥物不良反應（Adverse drug reactions, ADR）。治療陳先生三酸甘油脂超標的藥物，除了可以降低三酸甘油脂的數值外，也會出現患者不希望出現的痠痛狀況，這就是藥物不良反應的意思。

每個藥物都有可能產生不良反應，但**不是每個人都一定會發生**，因此在用藥時應該注意身體的變化。若有出現非預期的改變，應主動告知醫師或醫療人員，千萬不要因為怕出現不良反應就不敢吃藥了；若不按時服用可能造成更加危險的危害。

造成藥品不良反應的原因有病人本身的體質、身體狀況、藥物交互作用等。有些不良反應，如噁心、嘔吐、皮膚紅疹或過敏等，這些自己可以感受得到，如果很不舒服且影響生活就必須回診處置。有些不良反應無法明顯感受得到，就需要醫師的追蹤檢驗，例如血液病變、肝毒性、腎毒性等。政府有要求藥袋上必須強烈**註明不良反應或副作用**，請民眾用藥前務必詳閱藥袋說明。服藥期間若出現任何不適症狀，盡速請教醫師或藥師，了解原因及解決方法，才能保證用藥安全喔！。

Q5
如何避免吃錯藥？

——————————————————⟋————

　　我記得有一次和一群朋友出去遊玩，當中突然有位朋友覺得頭痛不舒服，他一說，旁邊的人紛紛地從身上拿出各種藥品且說可以止痛，願意分享給朋友使用。我看了看，每個人的藥品外觀看起來都不太一樣，長相顏色皆不同；有些甚至是裸裝的，沒有藥品名稱，也看不到保存期限，藥品是否真的能止痛也無從得知。我心中不免好奇這些藥真的適合每個人使用嗎？台灣人很友善熱情，但是藥品得考慮安全性及個人差異性並不適合分享喔！

　　食品藥物管理署推行用藥「五不」原則，分別是不聽、不信、不買、不吃和不推薦，應遵守五不原則以確保用藥安全：

　　① **「不聽」**：不聽神奇療效藥品的廣告。有些廣告誇大其詞，把效果說的天花亂墜，一開始聽起來覺得很

厲害，但這麼神奇的效果用在身上，你真的覺得安全嗎？一般藥品要有治療效果需經過很多研究和安全性的測試，經過一層又一層的把關才能使用，誇大的廣告可能隱藏不實療效，建議使用前需三思才好。

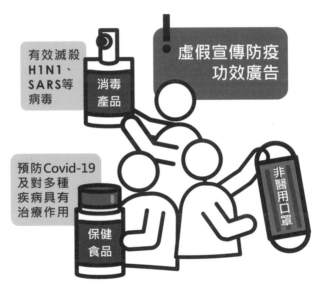

▲ 網上多虛假宣傳廣告，用藥請一定遵守「五不」原則

②「不信」：不信有神奇療效的藥品。藥品使用有準則，對於那些一吃見效、效果極好的東西，也要注意其來源，任意聽信、使用是很危險的。

③ 「**不買**」：不買地攤、夜市、網路、遊覽車上所販賣的藥品。藥品有分級制度，並非任何人都可以販售。使用藥品應經過專業人員把關，地攤、夜市、網路、遊覽車的販售人員並非專業醫療人員，對於藥品的使用注意事項、禁忌等並不了解；這類人未受過專業訓練卻恣意販售可能會帶來危險，且用藥者也不安心。

之前有醫院民眾到藥局諮詢表示，因為自己長期使用慢性病藥物，擔心吃藥會傷害腰子（腎），平時愛聽地下電台賣藥，有一天聽到某藥品可以顧腰子就買來吃了，吃了一段時間後開始浮現水腫現象，結果沒有顧到腰子反而使它受損，最終洗腎度日。如果時間可以重來，絕對不會相信地下電台所賣的藥了！

④ 「**不吃**」：不吃別人贈送的藥品。每位患者的狀況都不一樣，其性別、體重、肝腎功能、疾病狀況等都不相同。例如我的血壓藥吃了後，具有良好的效果，血壓控制很穩定，但是不見得適合另一個人吃。如果服用他人贈送的藥品發生危險，是無法申請藥害救濟的喔。

⑤ 「**不推薦**」：不吃別人推薦的藥品，自己也不推

薦藥品給其他人。使用藥品應經過專業評估，千萬不要推薦藥品給別人，必須用藥治療時，建議還是由醫療人員評估後再使用為佳。

藥師小叮嚀

藥害救濟

凡是遵照醫師處方或在藥師指示下，使用合法藥物卻發生嚴重的藥物不良反應（也可稱為藥害），都可以提出藥害救濟的申請。

依據藥害發生的嚴重程度，可分為三種類別：嚴重疾病（指因藥物不良反應而需住院、延長住院時間、需作處置以防止永久性傷害）、障礙（取得身心障礙手冊）及死亡。申請時限規定為《藥害救濟法》施行（89年 5 月 31 日）後之事件或知道藥害發生時起 3 年內。

中華民國身心障礙症證明				戶籍遷移註記	鄉鎮市區	村里	鄰	街路門牌	遷入日期	承辦人核章
身分證統一編號	A012345678	有效期限								
姓名	王小明									
出生日期	60年1月1日			障礙類別	第8類【s810】 第2類【b210】					
戶籍地址										
聯絡人	王大明	關係	父親	ICD診斷	141.2, 360.4, 366.16【01, 08】					
鑑定日期	111年11月11日	重新鑑定日期		必要陪伴者優惠措施	國內大眾運輸工具 進入公民營風景區、康樂場所與文教設施					
障礙等級	中度									

　　藥害救濟申請從申請人提出申請、檢核資料、電話訪談，發送受理通知，辦理時間約五天（但這裡是指不需要補正案件）。接著會針對藥害資料做調查、衛福部藥害救濟審議委員做審議，最終通知申請人審議結果。依據個案案情複雜程度不同，從申請人收到受理通知到通知審議的結果，一般需要花費 6 ～ 9 個月不等。

 申請人提出申請

 檢核資料／電話訪談

 發送受理通知

 藥害資料調查

 衛生福利部藥害救濟審議委員會審議

 通知審議結果

資料來源：藥物救濟法、財團法人藥害救濟基金會

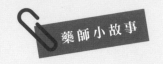

廟口前的賣藥郎中

我記得小時候，巷口廟宇前常常會有許多阿公阿嬤坐在廟埕廣場裡，小時候我不懂「坐在那裡要做什麼？」只知道阿嬤每次回來都會帶回一瓶沙拉油或是一袋洗衣粉。只要去參加、去坐坐，附近的阿公阿嬤手上就會多了一份家庭用品。阿嬤告訴我，「他們這是在賣藥啦！一盒貴桑桑，不要亂買！」

長大後，我才明白這是一種行銷模式，利用舉辦說明會的方式，廠商向民眾介紹產品，再請人上台現身說法，分享使用之後的效果。沒有買也沒關係，有參加就有禮物拿；禮物幾乎都是家庭用品，因此會吸引阿公阿嬤的參與。聽久了，難免會心動想用看看，加上聽別人分享這藥品效果很棒，就會掏出錢來購買。賣藥的人是什麼身分？我不清楚，我只知道不是醫療人員⋯⋯

早年的用藥觀念沒有現在這麼扎實，因此願意掏

錢購買的人不少，現在會買單的人應該少了許多。醫療制度完善下，民眾會認真考慮產品來源、安全性和是否有檢驗報告等，甚至希望銷售者是專業人員更好。不同年代、不同的銷售模式，唯一的訴求都是希望能對健康有益處。

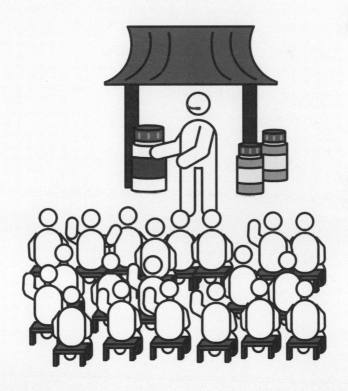

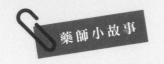

瓦斯行老闆的悲歌

作為醫院的藥師比較少機會到外面檢視民眾用藥情況。某因緣際會下，我和藥師公會合作，公會亦找了社區藥局藥師一同加入。社區藥局比較在地屬性，對於附近哪些人用藥有可能會需要協助的情形了解詳細，因此由社區藥局列出一些需要醫院藥師協助的案例，我們再一起到民眾家拜訪關懷。

這次的主角住在著名的海產攤旁，本身經營瓦斯行。訪視那天我和社區藥局藥師坐在客廳等待。而老闆正坐在辦公桌前接聽電話，不停安排派送瓦斯的訂單，10 分鐘過去，電話仍絡繹不絕。我發現老闆做事相當熟練，似乎沒有什麼異常。不料這時社區藥局藥師卻告訴我，其實老闆已經失明 10 多年了，我聽見不禁嚇了一跳。在觀察的 10 分鐘內，我可是一點都未察覺對方有任何失明的情況。

後來在與老闆聊天的過程中，得知他年輕的時候發現自己血糖有些問題，那時候醫療尚不如現今般普及，也沒有網路資料可以查詢；在無資源、不知如何尋求協助和治療的情況下，朋友介紹了一款偏方，聽說吃犀牛骨和中藥對治療糖尿病有功效，於是他開始斥資購入，甚至為了買藥治療，還變賣了一間房子！結果，糖尿病不但沒有治療成功，更嚴重的是導致眼睛失明，現在還得週週到醫院洗腎！案主很後悔那時候誤信朋友，沒有尋找正當的醫療管道，賠了夫人又折兵。

　　糖尿病是可以有效控制的，亂使用中草藥或其他偏方，不僅無法有效控制，還會導致併發症出現。勿亂聽信偏方，尋求正當醫療才是王道。

Q6
藥袋和藥品說明書怎麼看？

藥袋是民眾獲得用藥資訊最簡單的方式，因此藥袋標示不得馬虎。依照規定，藥師交付藥劑時，應在容器或包裝上記明下列各項：病人姓名、性別、藥品名稱、劑量、數量、用法、用量、作用或適應症、警語或副作用、藥局地點、名稱、電話、調劑者姓名、調劑年月日。另有 3 項建議標示：主要適應症、主要副作用、其他用藥指示。

比較大一點的醫療院所會採一藥一袋的方式，也就是一個藥裝裡面只裝一種藥，一個一個藥袋分開裝好，這樣藥袋標示就會比較清楚，也可針對這項藥品做比較詳細的說明。若不是一藥一袋的形式，許多醫療院所會採在醫療收據上註記藥品資訊的模式。這種模式對民眾而言，比較不容易分辨藥品資訊，因為收據上往往印著很多筆藥品，民眾無法搞清楚是指哪顆藥丸，在辨識上較為困難。

參考藥袋範例，藥袋標示會清楚顯示就診醫療院所的電話、地址、看診醫師和科別。中間一大部分是藥品資訊，會呈現出：

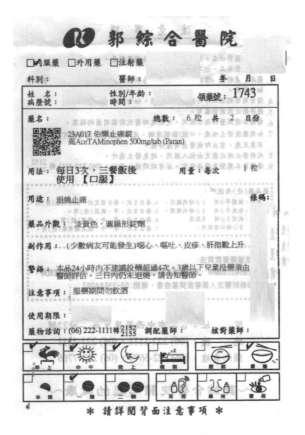

▲ 醫療院所的藥袋

① **藥品名稱**：可以留意一下藥品名稱的顯示方式大都是學名＋商品名＋劑量，如圖 Acetaminophen 是學名，Paran 是商品名，而 500MG 就是該藥品的劑量。

② **藥品用法**：藥袋上會註記每次使用劑量和頻率，使用前要看仔細後再用藥。

③ **用藥要注意的地方**：可以參考副作用、警語和注意事項。

④ **藥品外觀**：這並不是必要的標示項目，但是有許多醫療院所會標示出來。藥品外觀有 2 個重點，一個是藥師調劑時覆核用，另一個是民眾用藥後，要把藥品放回藥袋前，可以看一下外觀描述是否和藥品相同，以免放錯藥袋吃錯時間。若是把一天吃一次的血壓藥，不小心放入一天吃三次的藥袋中，可以會因為服藥次數錯誤，而造成血壓降低太多發生危險，因此建議民眾用藥後，看一下藥品外觀的描述，再把藥品放回正確的藥袋中。

藥袋下方都會標示醫院藥局的諮詢電話，如果在用藥上有疑問，可以打電話過詢問藥師，釐清問題後再用藥喔！

在藥局自行購買藥品時，其藥盒或藥瓶裡面會附一張紙，這張紙就是藥品說明書。藥品說明書又名「仿單」，是藥品完整的介紹，上頭會有藥品名稱、藥品成分、藥品單位含量、適應症、用法與用量、藥品不良反應、警語或注意事項、懷孕分級、儲存條件及廠商資訊等資料。藥袋上的資訊就是說明書的縮小精簡版，用藥前可以先參看說明書後再使用。

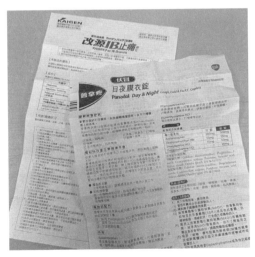

▲ 藥盒中附的藥品說明書

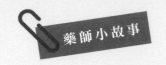

藥師，我送一支電風扇給你

某天下午，一位婦女在藥局前面大吼大叫，一直怒罵藥師，說藥師給的藥品不夠吃。如果出事了怎麼辦，要藥師出來負責任。

我了解一下情況，才知道婦人有糖尿病。因為從醫院拿的藥品只吃兩個禮拜就沒了，她質疑藥師少給藥，擔心沒藥吃對身體有影響，因此要藥師把藥補齊。我查了婦人的藥歷，並詢問她用藥的情況。婦人說藥品早晚飯後各一顆，她都有按時用藥，我心裡頓時一驚，因為病歷上醫師註記是早上飯後一顆，也就是說婦人每天都多吃了一次的藥量。我詢問婦人這段時間有沒有哪裡不舒服，並委婉的告訴她藥量吃錯的事情。

原本忿忿不平的婦人聽完解釋後頓時偃旗息鼓，還訕訕地表示抱歉。我安慰了對方，協助她處理不夠的藥量部分，並建議她檢驗血糖，以免血糖降得太低引起身體不適。後來，婦人才告訴我，自己的視力不太好，藥袋上的用法看不清楚，才會吃錯時間導致這

場烏龍。我告訴婦人，之後領藥可以來找我：「我用大一點的字幫您註記，這樣您就可以看清楚了。」婦人非常感動，她東張西望一番後，轉頭看到我桌上的小風扇，就問我座位是不是很熱？我回答，自己的位子比較吹不到冷氣，所以有時的確有點悶。婦人馬上說，如果不嫌棄的話，她是做資源回收的，下次可以撿一支比較好的風扇帶來給我。

我覺得很暖心，自己只是盡了藥師的責任協助，電風扇的心意收下了，也希望婦人日後有任何問題都可以來詢問，不要覺得不好意思。此外，更建議婦人眼睛視力可能和血糖併發症有關，鼓勵她積極就診並告知醫師這些症狀。

在病中的情緒本就敏感，尤其遇到藥品的問題更是免不了焦慮，幸好這次順利找到了原因，同時也再次驗證了藥袋標示的重要性。

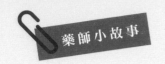

阿公的眼淚

一位老先生步履蹣跚的拿著助行器走到我面前，「藥師小姐，這些藥品要怎麼吃啊？」

我問：「要告訴您吃法和用途嗎？」

老先生：「對啊。不好意思，我不認識字，藥袋看不懂。」

我：「沒關係沒關係。那我要如何在藥袋註記，您能看明白呢？」

老先生：「畫線好了，吃幾次就畫幾條線。」

我將藥袋做完註記後，一袋一袋地再跟老先生確認：「畫三條線就是一天吃三次，要三餐飯後吃喔！畫二條線就是一天吃二次，早晚飯後吃。阿伯，如果您忘記了，藥袋上面寫得很清楚，可以請家人幫您看看喔！您跟家人一起住嗎？」

老先生：「是啊！有兒子、媳婦和孫子，兒子、

媳婦做生意，孫子上國中要補習。他們都很忙，平時都沒時間理我，我就是一孤單老人，沒路用。」

我：「您別這樣想，您可以打電話來醫院藥局找我！藥袋這裡有藥局電話，我寫上我的名字，您再打電話過來問就好，不要覺得不好意思，我們藥師都會幫忙。」

老先生：「我們不認識，妳竟然可以這麼有耐心地教我」，說完，老先生流下淚來。

他拔下眼鏡拭淚的樣子，我看著好難過，心裡一陣酸酸的。我安慰老先生，希望他不要放在心上。

老先生：「藥師小姐，妳人真好，結婚沒？我還有一個小兒子沒有對象，介紹你們認識啦！他長得很帥又高，在台積電當工程師，條件不錯喔！」

我：「阿伯，謝謝您，我已經有對象了！以後有用藥問題可以來問我，藥吃對才重要。」

老先生最後破涕為笑，我也鬆了一口氣。

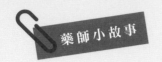

友善的越南看護員

台灣越來越多外國人在台工作或居住,因此在藥局也常常會遇到外國人來諮詢。一般的英文諮詢藥師還能應付,但是日文、印尼、越南等,對藥師來說實在有難度,只能依靠手機翻譯軟體協助。

某日下午一位看起來約 30 歲的女性來藥物諮詢,她詢問了每個藥品的使用時間,在我回答後,她就馬上用筆寫在藥袋上,我詢問她這是哪一國的文字,她說這是越南文,要將藥的用法用越南文寫上去,這樣餵藥給阿公才不會吃錯。

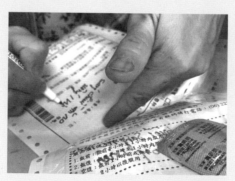

▲ 越南看護員以越南文寫下藥物用法

我不禁想起，之前到病人家中進行居家訪視時，多為使用鼻胃管、尿管或氣切居多的患者，且絕大部分臥床或半臥床狀態，是需要專門看護者的，且以印尼、越南的外籍看護員照護占大多數。外籍看護員有先天上有溝通和文字上的困難，在訪視期間我曾遇過不少問題。曾經有次到病人家裡，發現阿嬤的血壓藥有的剩下很多，有的藥量不足，我詢問外籍看護員藥品的用法，聽了之後嚇一大跳，原來吃法從頭到尾都搞錯了，原因出在外籍看護員看不懂中文藥袋，把藥擺錯藥袋才會出現這種情況。

　　看到旁邊坐輪椅的阿公精神奕奕，眼前這位用心的越南看護員所做的著實令人感動，我不禁為阿公感到高興。

　　我笑著跟看護員說，每次到越南人來問問題自己好有壓力，不知道要怎麼溝通。她很友善地說，我可以先將一些用法以越南文寫下，這樣下次妳就可以直接拿給他們看了。我手邊多了幾張溫暖的越南文的藥

品吃法圖卡，相信日後遇到越南人來藥物諮詢可以安心許多。

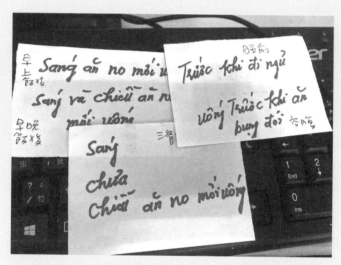

▲ 越南看護員給的藥品吃法圖卡

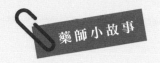

藥袋上的星星圖樣

　　有一名老先生，常常來做藥物諮詢，對自己的用藥相當謹慎。印象深刻的是，在老先生的藥袋上會有用紅筆劃的記號和螢光星星圖樣等。

　　老先生非常認真，總是會把藥師的說明和藥袋上的重點用紅筆劃起來，而且用螢光筆將特別需要留意的事項用星星圖樣註記起來。同時，老先生還會要求藥師給他藥品說明書，自己回去將說明書熟記，有任何不明白的地方一定會再來醫院詢問藥師。對於不同治療機轉的藥品差異也相當小心，一絲一毫不忽略，對用藥認真的程度令人佩服！

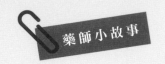

機靈的孫子

「藥師您好，有藥品問題可以詢問嗎？」來的人是一名國中生，他帶著阿嬤來醫院就診。

「阿嬤最近吃藥後，我覺得有點奇怪，早上出門時，阿嬤還在睡，下午回家後，阿嬤一樣還在睡。可能阿嬤很想睡，走路起來有點不穩，真擔心會跌倒造成危險。以前都沒有睡這麼久，加上阿嬤看起來很沒有精神，我覺得好像不太正常。」

我詢問孫子，「阿嬤最近有使用什麼特別的藥品嗎？還是有更換藥品？」

孫子回答，「最近阿嬤有失眠症狀，前幾天回診時醫師有開助眠藥使用。」

我確認了一下藥品，發現醫師有開立睡前使用的助眠藥，但這個藥品理論上應該不會出現這麼嗜睡的情況。

因此，我向阿嬤詢問了吃藥的狀況。詢問之下才知道，阿嬤以為藥品都是照三餐使用，因此三餐都吃了助眠藥品。

　　「原來是這樣啊！阿嬤才會每天都昏昏欲睡。」趕快跟阿嬤說明藥品是睡前才吃，不用照三餐吃。

　　幸好機靈的孫子有發現阿嬤怪怪的，趕快帶來醫院詢問，立即發現問題所在，不然後果可能不堪設想。

Q7
吃不完的藥要怎麼處理？

　　家裡的藥品如果沒有按時吃完，要怎麼處理呢？現代人對於環境保護知識漸長，雖然不太會像以前一樣，將藥物沖進馬桶或倒入水槽丟棄，但也不用一定要拿回醫療院所處理，在家就可以輕鬆解決囉！

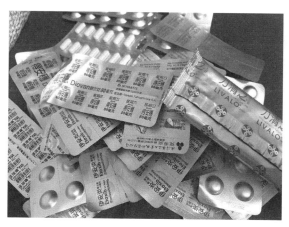

▲ 藥品過多未服用，須作廢棄藥品處理

首先將廢棄藥品做分類，毒性或危險性較高及容易汙染環境者，必須要帶回醫療院所處理！如：鎮靜安眠藥、賀爾蒙藥品、癌症治療藥品、抗生素及針具針頭（糖尿病患者的胰島素針具）。

　　除上述 5 種外，一般藥品都可以透過垃圾焚化爐的高溫將它破壞分解掉，因此常見的感冒藥、慢性病藥品、中藥、健康食品等，只要整理好丟入垃圾桶，再由垃圾車運回處理即可。

　　廢棄藥品處理 6 步驟，如下說明：

① 找一個夾鏈袋，把藥水倒進夾鏈袋中。

② 藥水罐用水沖洗一下，再放入夾鏈袋裡。

③ 把每顆藥丸、膠囊從包裝中取出，也都放入夾鏈袋。

④ 放進泡過的茶葉、咖啡渣或用過的衛生紙，把它們和藥丸及藥水混合在一起。

⑤ 將夾鏈袋封起來隨一般垃圾清除。

⑥ 乾淨的藥袋和藥罐丟進資源回收車中。

在處理丟棄的藥品時，要注意不可被幼兒或寵物誤食！

資料來源：衛生福利部食品藥物管理署

第 **1** 步	第 **2** 步

密封

將剩下的藥水倒入夾鏈袋

清洗容器

用水沖洗藥罐，沖洗藥罐
的水也倒入夾鏈袋中

第 **3** 步	第 **4** 步

集中

將剩餘藥丸、藥粉從包裝中
取出全部丟入夾鏈袋裡

吸收

將泡過的茶葉、咖啡渣或不
要的衛生紙放入

第 **5** 步	第 **6** 步

丟棄

把夾鏈袋密封起來和
一般垃圾一起丟棄

回收

將乾淨的藥罐及
其他外包裝回收

針具、針頭具有感染風險，不可用袋裝，一定
要用瓶子將它們裝起來。

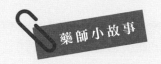

72 支眼藥膏和 200 張貼片

印象非常深刻，我曾經在藥局收到一大包廢棄藥，裡面包括 72 支眼用凝膠和 200 片的阿茲海默氏病之癡呆（失智）症貼片。病人從醫療院所的藥局領了很多藥回家，卻一直擺放著沒有使用⋯⋯

我很難理解，既然不使用、不服用為什麼還要一直不停地領呢？藥品一旦自醫療院所離開，即使病患未曾開封使用過，便將藥品送回醫院，這些藥品仍不可以再放回架上使用，因為考量民眾的保存問題，只能將這些作為廢棄藥品處理。看著眼前這一大堆眼用凝膠和阿茲海默氏病之癡呆症貼片實在令人無語，藥品的浪費是可以避免的！

我詳細問了病患怎麼回事，才了解，原來貼片令他覺得不舒服，於是逕自決定停止使用。我告訴病患，如果使用藥品上產生問題，即便是像貼片令自己不舒服這種事情，都應該告知醫師詳細情況，或和醫

師協商是否更換成其他藥品；再者，家裡如果還有藥品未使用完，可以請醫師先不要開藥，待庫存使用完畢後再開藥（必須仍在有效期限內），以免囤積造成浪費喔！

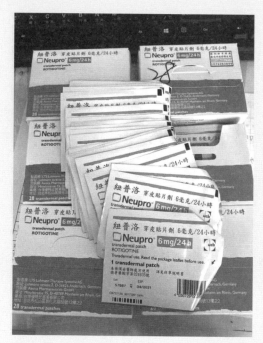

▲ 過多的穿皮貼片領了沒用，會造成囤積浪費

Q8
特殊病人的用藥方式？

在醫院有時候會遇到一些比較特殊的病人，例如視障、聽障的患者。這些病人會因為先天的障礙導致用藥上較不方便，因此在協助用藥上得更謹慎才是。

▍面對聽障或聽力受損的病人

聽障或聽力受損的病人雖然聽力不好，但是視力相對之下是較正常的。聽障病人可以先閱讀藥袋説明，若有問題也可以使用書寫的方式向藥師進行詢問。我有遇到聽障病人會隨身攜帶紙筆，事先把問題記錄下來，再找藥師解惑；藥師也會同樣用書寫的方式來回覆病人。

藥師在説明時要注意語氣和緩、清楚最重要，音量可能要加大一些，但不要特意大吼大叫，以免讓對方感受不好。

面對視障或是視力衰退的病人

視障或是視力衰退的病人在閱讀藥袋上有障礙，也比較容易用藥錯誤，故有些醫療院所會在藥袋上**貼上點字貼紙**、或**將藥袋字體放大加粗**、**做明顯對比顏色設計**或是**在藥袋上做藥品 QR-CODE**，利用手機掃描功能進行語音閱讀等，這些都能幫助病人在用藥時更為簡便。某些 APP 具有將想閱讀的資料拍照下來，手機就能朗讀照片中的文字，對視障或視力衰退的病人是一大利器。此外，若就診時有家人隨行，也可以請家人協助溝通，這些方式都能協助病人用藥更為安心、安全。

面對行動不便病人

行動不便的病人，如持拐杖或坐輪椅者，在衛教時要注意與患者之間的距離差，不要間隔太遠以免說明上不清楚。現在已有部分醫療院所會設友善窗口，特意降低窗口友善坐輪椅的民眾詢問。

無論是視障、聽障或是行動不便的病人，在協助用藥上都必須要秉持耐心和愛心教導，也可以稍稍停下腳步，

詢問對方是否了解，如果有家人陪伴也可以一併向家屬說明，讓藥品使用更完整。

藥名：	藥品QR-CODE 資訊	總數：	共	日份

25M014 可敵咳膠囊
Medicon-A (Coheal)

用法：每日3次，三餐飯後 使用 【口服】　　　用量：每次　　1 粒

▲ 藥袋上做 QR-CODE，可用手機掃描進行語音閱讀

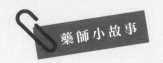

視障朋友的難處

一位看起來雍容華貴的婦人在領藥窗口詢問藥品該怎麼使用。

發藥藥師回答，「藥袋上面有寫，可以看一下藥袋說明喔！」

這位婦人突然大發脾氣，「你看不出來我快瞎了嗎？怎麼看藥袋！」

發藥藥師嚇了一跳，外表實在看不出來婦人有眼睛問題啊。我恰巧在旁，趕快湊了上去，協助幫忙衛教。

婦人表示她的視力越來越差，實際上她現在眼睛已經看不清楚了，她想知道藥品使用該注意什麼？

這時候，婦人的手機響了，她剛好無意間按到螢幕，手機朗讀了螢幕上的資訊，我詢問了婦人，「朗讀的功能您常使用嗎？」

婦人回答很常使用，手機螢幕的字自己已經看不清楚了，需要靠手機朗讀才行。

　　我詢問婦人，「您會用手機掃描 QR-CODE 嗎？」

　　婦人回答會，視障協會舉辦過手機和電腦學習課程供她們學習。

　　「我們醫院的每個藥袋恰好都有藥品資訊的 QR-CODE，您只要掃一下就能獲得藥品資訊囉！」我耐心地解說。

　　婦人最後滿意地離開了。

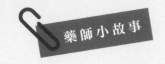

一場無聲卻感動的課程

這是一場很難忘的演講，這場演講除了我和現場手語老師外，參加的民眾都是聽障的夥伴。

一走入課程教室，開場沒有掌聲，而是雙手手語的歡迎。此次我要談用藥安全：特意放慢講話速度，讓手語老師可以現場即時翻譯；課程結束後，還開放問答，讓參加的民眾詢問用藥問題。舉手發問的人很多，甚至還有人遞了小紙條，問題不複雜，大多是怎麼用藥或是藥品可否一起併用……等。

手語老師告訴我，聽障朋友很高興，因為這是第一次有人能解決他們的用藥問題，平時礙於溝通，也不容易發問，他們很難有機會解決困惑。有民眾表示，心中的問題已經困擾他 5 年了，今天終於獲得解答，可以安心睡覺了。

這場演講雖只聽到我的聲音，但是台下熱烈的眼神，讓我感受到他們的渴望，很高興自己有機會成為協助者，幫助這群朋友正確用藥。

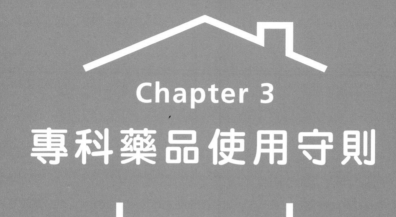

Chapter 3
專科藥品使用守則

TYPE 1
眼科用藥

　　隨著時代演進，在 3C 產品、追劇及手遊的影響下，國人的眼睛疲憊程度大幅提升，眼睛痠澀、乾燥、眼紅、搔癢過敏等問題日益增多，因此護眼已成為民眾必要的生活項目之一了。除了使用眼睛保養外，適時就診、使用藥品也很重要。保護眼睛可從生活著手，讓眼睛適度休息、多眨眼、充足的睡眠、避免長時間使用螢幕或是手機、多看看遠方或綠色植物都是很好的方式。除此之外，與電視距離至少 3 公尺；在昏暗的燈光或晃動的車子中都會傷害視力應避免才是。按摩眼睛四周或是熱敷，能讓疲憊的眼睛放鬆舒緩；且請每年定期做 1～2 次視力健檢，都是護眼妙招喔！

⊕ 眼科用藥劑型介紹（眼藥水、眼用凝膠、眼藥膏）

　　眼睛是重要且脆弱的器官，因此眼用製劑會採高規格製作，**無菌**且**絕對純淨**是首要條件，不可有毒素和微生物汙染，以免眼睛黏膜暴露於感染的風險。考慮眼睛的舒適度也會將**酸鹼度**和**質地**納入。眼用製劑採**局部給藥**，以避免全身的副作用。常見的眼用製劑有**眼藥水、眼用凝膠**和**眼藥膏**三種。

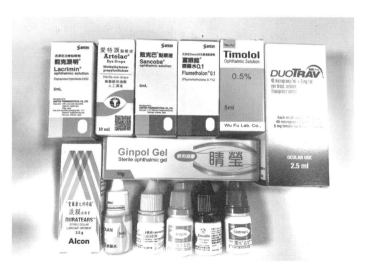

▲ 各式的眼科用藥

眼藥水

是最常見的眼睛用藥，為水溶液型態。一般有**澄清型眼藥水及懸浮顆粒型眼藥水**兩種，多用於眼睛保養、痠澀、青光眼、白內障、過敏、感染等治療。一般為一天使用 3 ～ 4 次或依醫囑使用。

眼用凝膠

常用於乾眼症治療，具滋潤的效果。質地較眼藥膏清爽，一般為一天使用 3 ～ 5 次或依醫囑使用。

眼藥膏

常用於眼睛感染或發炎治療，成分大多是抗生素等，質地較為濃稠。使用後會出現視力暫時性的模糊，不建議在外出前或操作機械時使用，一般多為睡前使用或依醫囑使用。這類眼藥膏使用後，隔天眼睛會有分泌物，屬正常現象。

有時候外傷傷口會使用眼藥膏來治療，是因為眼藥膏的成分可用於殺菌。眼藥品製劑較為溫和，可供外傷使用，但是一般外用藥膏因製程不同於眼用製劑的高規格，因此不可用於擦拭眼睛喔！

✛ 眼科用藥使用技巧及保存

▌眼藥水使用方法

① 使用前請先將雙手洗淨並擦乾。
② 將藥品瓶蓋打開，須避免藥瓶滴頭碰觸眼睛、眼睫毛或是其他部位。
③ 頭部向後微仰，眼睛注視上方，輕輕將下眼瞼拉下形成一個袋狀空間。
④ 另一手持藥瓶，滴頭向下，擠壓瓶身點 1～2 滴。
⑤ 閉上眼睛並用手指輕壓眼角內側，避免藥液流至鼻淚管。

鼻淚管

位於眼角內側，功能是將多餘的淚水經過鼻淚管自鼻子排出。使用眼藥水後，多餘的眼藥水一樣會經過鼻淚管排出，輕壓後可以減少排出，增加吸收。

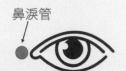

鼻淚管

⑥ 用乾淨的紙巾輕擦拭眼睛周圍多餘藥品，使用後應立即蓋上瓶蓋。

⑦ 若同時使用兩種以上的眼藥水，每一種眼藥水的使用要間隔 5～10 分鐘以上。

眼用凝膠（凝膠）使用方法

① 使用前請先將雙手洗淨並擦乾。

② 若眼睛周圍有分泌物，可先用紙巾輕擦。

③ 打開藥品瓶蓋，開封的前段藥膏或凝膠若過於乾燥，可先將前段藥品擠掉 0.5 公分丟棄。

④ 頭部向後微仰，眼睛注視上方，輕輕將下眼瞼拉下。

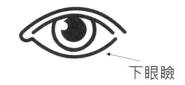

下眼瞼

⑤ 另一手將藥膏或凝膠擠出約 1 公分長至下眼瞼內。

⑥ 輕閉眼睛 2 分鐘，並輕輕轉動眼球，不可揉眼睛。

⑦ 用乾淨的紙巾輕擦拭眼睛周圍多餘藥品，使用後應立即蓋上瓶蓋。

⑧ 點兩種眼藥膏或眼用凝膠，至少需要間隔 10～15 分鐘，以達最佳療效。

若同時用多種眼用製劑，由先到後的使用順序為：**澄清型眼藥水、懸浮顆粒型眼藥水、眼用凝膠、眼藥膏。**

1 使用懸浮劑型，
　請事先搖晃均勻

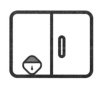

2 使用眼藥水之前，
　先取下隱形眼鏡

3 眼藥水若變色、
　有雜質、結晶，
　需立即停止使用

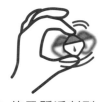

4 眼藥水瓶口不要
　碰觸到眼、手或
　其他汙染源

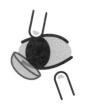

5 眼用藥品需放在避
　光、避熱、避溼的
　地方

6 眼藥水開封超過
　一個月應丟棄，
　以免造成感染

▲ 使用眼藥水的注意事項

▌眼藥製劑保存方法

　　除非醫師或藥師有特別提醒外，一般眼用製劑不需冷藏保存，僅需放在避光、避熱、避溼且通風的陰涼處即可。特別注意：眼用製劑開封一個月後，不論是否冷藏保存，皆不可繼續使用。眼用製劑在有效期限內，若出現變色、異常沉澱或懸浮物，應立即停用。

常見的錯誤使用案例

　　小美是年輕愛美的女生，為了眼睛漂亮常常配戴瞳孔放大片，一戴就是一整天。長期下來，眼睛開始出現乾澀、痠痛的狀況。聽友人說買眼藥水來點用就可以改善不舒服的現象，因此小美到網路上搜尋眼藥水。購買後照三餐使用，且為了方便用藥並未摘下隱形眼鏡。

　　幾天後，眼睛狀況未見好轉，反而出現紅眼的情況，小美越來越擔心，只得趕快就診。

案例解析

1. 隱形眼鏡並不建議一整天配戴著，長時間配戴下會導致眼睛無法喘氣休息，反而容易造成乾眼症狀況（眼睛偏乾、異物感、疼痛等）。若因對於眼藥品不了解，僅聽友人介紹就自行購買的話，可能會誤用血管收縮劑；太頻繁使用血管收縮劑會過度刺激眼睛，產生紅、癢的副作用，反而使眼睛越來越不舒服。

2. 配戴隱形眼鏡者可以同時使用眼藥水嗎？一般眼藥水與人工淚液常含防腐劑成分，若與隱形眼鏡一起使用，防腐劑可能會累積在鏡片上造成眼睛負擔，因此不建議在戴隱形眼鏡時使用眼藥水與人工淚液。若需配戴隱形眼鏡，建議**使用完藥膏或凝膠後 30 分鐘再戴上**。

   現在有些眼藥水與人工淚液，經過特別設計改良，號稱可以在戴隱形眼鏡時同時使用，因這類產品種類較少，建議使用前應再三確認清楚。

TYPE 2
皮膚科用藥

皮膚是人體最大的器官,主要功能有保護身體、排汗、感覺冷熱溫度和壓力。皮膚在身體外層,與外界接觸機會多,也容易出現過敏、癢,和蚊蟲叮咬的狀況。

常見的皮膚疾病有:過敏性皮膚炎、手腳癬、雞眼、灰指甲、溼疹、香港腳、富貴手、汗斑、痤瘡、水痘、麻疹、鵝口瘡、乾癬、尿布疹、痱子、帶狀疱疹……等。

皮膚疾病成因多,一般可分成外在因素和內在因素。外在因素如外傷、日照、季節改變、皮膚角質、接觸化學刺激物質、受到細菌、黴菌、病毒感染及蚊蟲叮咬等。內在因素包括遺傳問題,如異位性皮膚炎,和內分泌失調問題,如牛皮癬等。

⊕ 皮膚用藥劑型介紹（藥膏、藥水、貼片）

　　皮膚用藥一般有口服藥或是藥膏、藥水、貼片等劑型。口服藥品常用於過敏、搔癢、細菌感染等的治療，常用藥品為抗組織胺、類固醇、抗生素及抗黴菌藥等。皮膚外用製劑在製作時會採用溫和的基劑，需具無刺激性與過敏性，潤滑高，易於塗佈等特性。

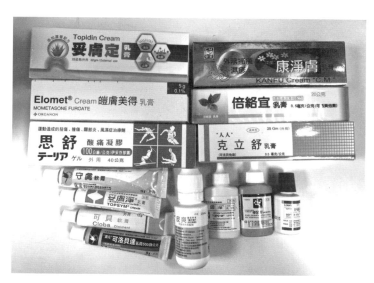

▲ 各類皮膚科用藥

⊕ 皮膚用藥使用技巧

▌外用藥膏、藥水

① 清潔手及患部。

② 擠（倒）出適量藥品（藥水若為懸浮液劑，使用前需振搖）。

③ 將藥品塗薄薄一層於患部，盡量避免塗到正常皮膚。

④ 塗藥後，若出現癢、刺痛及其他不適，請立即停藥。

⑤ 若醫療人員無特別指示，可不必包覆患部以免因為不透氣而使患部惡化。

▌貼片

① 使用前請先將雙手洗淨並擦乾。

② 貼片應貼在乾淨、乾燥、無毛髮或無傷口的皮膚上。

③ 撕去保護膜後，將有黏性的那一面貼在胸部、肩膀、臀部上方、大腿、背部，並輕壓貼片使其固定在皮膚上。（需注意：賀爾蒙貼片不可貼於胸部）

④ 使用期間可沐浴、游泳，但需避免過熱處，如三溫暖、溫泉、SPA。

⑤ 若萬一不慎脫落，請立即換上新的貼片。請記得避免貼在同一位置上，並在原本需更換貼片的時間撕下。

⑥ 用後之舊貼片請對折後丟棄。

⑦ 特殊設計的長效貼片，例如癌症止痛貼片之藥效可達 3 天，千萬不可剪成小片，以免破壞劑型導致藥效受影響。

⑧ 貼上後，若出現癢、刺痛及其他不適，請立即將藥品撕下。

✚ 皮膚製劑保存方法

藥膏、藥水開封後可以貯存 3～6 個月。考量存放影響因素，如過熱、照光或潮溼均會影響藥品保存，因此若出現外觀變色、發臭（油耗味）、潮解等變質的情形，雖未過期也應丟棄，不可再繼續服用。

常見的錯誤使用案例

接到一通藥物諮詢電話，對方因騎自行車不慎摔傷，導致腿部有傷口，怕麻煩不願意就診處理，想先擦看看之前看診剩下的藥膏。幾天之後，發現傷口變得更紅腫而且還有點化膿，心裡越來越不安，才打電話來藥局詢問。

與對方諮詢後才發現，民眾將止癢用的類固醇藥膏擦在傷口上，以為擦在皮膚上的藥膏效用都差不多，想不到會越擦越嚴重。

我跟對方解釋，藥膏的成分是有差異的，不同的病症會使用不同的成分治療，因此不可亂用藥膏以免延誤了治療。

於是建議對方趕快就醫處理，以免傷口惡化，可能會有危險。

當天，民眾又打電話過來，他表示還好我有建議他趕快就醫，醫師說再不去處理，傷口可能會

爛掉，引發感染就麻煩了。他自己也嚇了一跳，說以後再也不敢了。

案例解析

藥膏是外用的，看起來似乎比較無害，但是你知道嗎？藥膏也會吸收進入體內產生作用的！

藥膏會因不同疾病而有不同的成分，例如擦痘痘的藥膏，沒辦法用在皮膚止癢，因為成分不一樣。就像是高血壓，不會用糖尿病藥品來治療的意思一樣。這個案例告訴我們藥膏不能任意使用，一旦使用錯誤可能會造成病情延誤，嚴重時可能還會引發全身性感染，千萬不可大意。

TYPE 3
婦科用藥

　　婦科疾病一直是女性的困擾，每當生理期不順就會感到憂慮。常見的婦科疾病有月經不規則、分泌物過多、子宮肌瘤、子宮內膜異位、子宮頸癌、卵巢腫瘤等。

　　婦科用藥視情況有荷爾蒙藥品、抗感染藥品等口服藥物，另外也有局部用藥設計的藥物，例如陰道塞劑、陰道荷爾蒙藥膏、荷爾蒙凝膠等。要特別注意懷孕時萬萬不可使用含荷爾蒙藥品，以免造成胎兒危險。

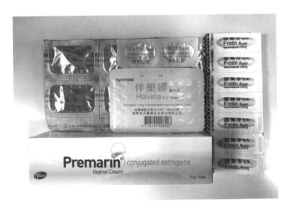

▲ 各類婦科藥品

✙ 婦科用藥劑型介紹（陰道塞劑、陰道荷爾蒙藥膏、荷爾蒙口服療法）

▌陰道塞劑

　　用於私密處感染的陰道炎，一般建議睡前使用較佳。陰道塞劑使用方法如下：

① 先將雙手洗淨並拆去外包裝。

② 平躺於床上，仰臥雙腳屈膝式張開（如生小孩或內診姿勢）

③ 塞劑放入深度約 1～2 指節深。

④ 使用塞劑期間，分泌物會變多，可放護墊並勤換。

⑤ 需依醫生指示使用，千萬不可擅自停藥。

⑥ 使用陰道塞劑治療期間，應避免性行為，以免影響療效及交互感染。

> 如果陰道較為乾澀，導致塞劑不易塞入時，可沾些乾淨水（避免水龍頭的水）或潤滑劑後再置入。

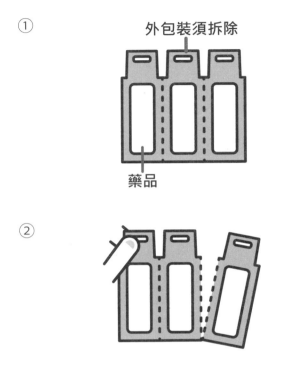

①

外包裝須拆除

藥品

②

③

▲ 使用陰道塞劑前，需將外包裝去除

█陰道荷爾蒙藥膏

　　常用於更年期荷爾蒙充用，一般建議睡前使用較佳。
陰道荷爾蒙藥膏使用方法如下：

① 先將雙手洗淨並拆去外包裝。

② 平躺於床上，仰臥雙腳屈膝式張開（如生小孩或內診
　　姿勢）。

③ 將所需軟膏劑量壓入塗藥管（藥品中會附）內，將
　　塗藥器從塗藥管嘴移除。

④ 將含有藥膏的塗藥器輕輕插入陰道深部，推動推管
　　將藥膏完全推入陰道。

⑤ 使用後塗藥器用少許肥皂和溫水沖洗。

陰道局部給予荷爾蒙，可以快速達到效用，也
可避免全身性副作用。

1 打開軟管蓋子 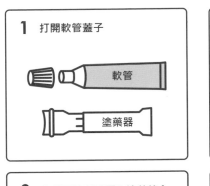	**2** 將塗藥器拴緊在軟管上 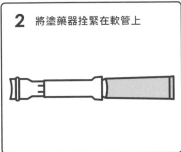
3 依所需的劑量壓入塗藥管內 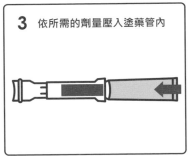	**4** 將塗藥器旋開 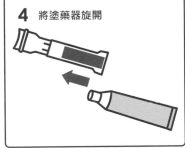
5 仰臥雙腳屈膝式張開，將塗藥器輕輕插入陰道深部，再推動軟管將所有藥劑推入陰道內 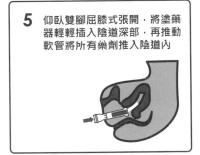	**6** 使用後的塗藥器可將推管及容器管分開，用少許肥皂及溫水清洗 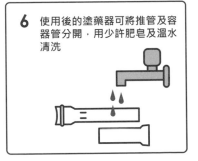

▲ 陰道賀爾蒙藥膏使用方法

▎荷爾蒙凝膠

① 先將雙手洗淨。

② 每日一次，以固定劑量的凝膠塗抹於腹部或其他部位（避免乳房、陰道或毛髮處）。

③ 需依醫生指示使用，千萬不可擅自停藥。

▎荷爾蒙口服療法

補充女性荷爾蒙給自然停經或兩側卵巢切除者，目前有以下三種方式：

① 雌激素荷爾蒙療法：適用子宮已經切除的婦女。因雌激素會刺激子宮內膜增生，增加子宮內膜癌的風險。

② 週期性荷爾蒙療法：此療法含有雌激素以及黃體素，仿生理期每月來潮的感覺，用法為每天服用雌激素，再合併 12～14 天的黃體素。

③ 連續性合併型荷爾蒙療法：雌激素合併黃體素每天連續使用，此療法比較不會有類似月經來潮的出血現象。

✚ 婦科用藥保存方法

　　陰道塞劑及陰道荷爾蒙藥膏需放置於避光、避熱及避溼的環境下，藥膏開封後約為一個月用量，規律使用應可正常用完，如果未使用完畢可以放 3～6 個月，若發現有變色、異味或變質就不可再使用了。

常見的錯誤使用案例

　　李小姐是位空姐，主要負責國際航線。她生理期經常不準且經痛嚴重，次次生理期報到時都會痛得站不起來，造成工作上的困難，因此李小姐常常使用延經藥物 —— 黃體素來調整生理期，一年下來至少有8～9個月都會使用到黃體素，長期下來李小姐發現自己越來越胖，水腫嚴重，而且生理期變得更混亂了，情急之下只得趕快到婦產科就醫。

案例解析

　　使用延經藥調整生理期確實很方便，但還是偶而為之就好，常常使用容易造成體內荷爾蒙紊亂，增加副作用發生。如李小姐的痛經部分，建議她到婦產科做檢查，查出痛經原因即可對症治療。

TYPE 4
兒科用藥

————————————————⊘——

　　兒童用藥需考量周全，尤其是劑量需依體重來做調整。藥品考慮孩子的接受度，在使用便利性、口味及劑量上的拿捏採用兒童專用製劑——也就是專門為兒童設計製作的藥品，這些大多是具有甜味的糖漿、咀嚼錠等口服藥品；有些是劑量較小的錠劑、膠囊、粉劑或顆粒劑等；針對不同狀況也有退燒或止吐用的肛門栓劑。

⊕ 兒科用藥劑型介紹（藥水、粉劑、顆粒劑、肛門塞劑）

▌糖漿／藥水

　　這是最常見的兒童用藥，因為依年齡或體重來調整劑量且味道較佳，故小朋友接受度高。但是與磨粉相較，糖

漿／藥水的價錢較高；為了方便保存及調整口味，可能會添加防腐劑、矯味劑、色素等，相對地，身體會多吸收進這些添加物。

　　如果同時使用止咳藥水＋鼻炎藥水＋退燒藥水，除了會讓藥水總體積變多之外，不同口味混合後味道也會變得複雜，小朋友可能會排斥。藥水的劑量量取很重要，一旦喝錯劑量可是會造成危險呢。再者，糖漿在調味後通常會比較好喝，也得擔心兒童誤認成果汁，有偷喝的情況造成危險。

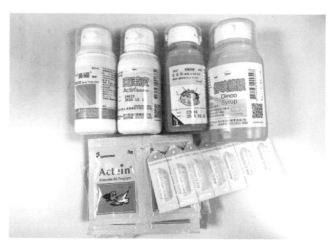

▲ 各類兒科用藥

粉劑／顆粒劑

不必經過磨粉，醫師在開立處方時比較容易拿捏，藥師只要依劑量確實分包即可。通常味道會經過調整，小朋友的普遍接受度也高。

肛門栓劑

常用於孩童退燒、止吐或止咳用，一般會先使用口服藥品，在高燒或是咳得嚴重情況下（需要時使用）才會使用栓劑。

⊕ 兒科用藥使用技巧及保存

糖漿／藥水的使用技巧

嬰幼兒用藥可以選擇適合的餵藥工具；若是還不會吞嚥的嬰幼兒建議可使用針筒或滴管；新生兒至 1 歲以上幼兒，可以選擇以湯匙或餵藥器；1 歲以上且會學會吞嚥的幼兒，可以選擇藥杯。

再者，嬰幼兒可採抱餵姿勢給藥，不建議讓病童平躺以免發生嗆咳。將針筒或滴管靠在孩子的嘴角，緩緩滴入藥品，一定要**少量多次**，也不要直接在口腔深處給藥。在量取糖漿或藥水時，一般會使用量杯或是有刻度的餵藥器；在看劑量時要特別注意，眼睛要**平視液面下緣**才對喔！眼睛平視液面高點會造成劑量偏高，這樣會影響使用劑量。

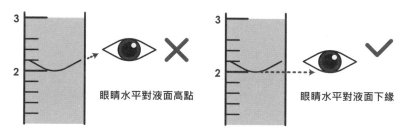

▲ 量取藥水時，雙眼需水平對準液面下緣

肛門栓劑的使用技巧

① 先將雙手洗淨並拆去外包裝。

② 取醫師指示的劑量，若要 2/3 顆，請以乾淨刀片切除多餘的 1/3。

③ 若肛門過於乾燥或是嬰幼兒特別害怕疼痛，可先用潤滑劑或乾淨的水溼潤肛門周圍或栓劑前方。

④ 躺臥後把靠下方的腿伸直，上方的腿往胃部方向前彎。

⑤ 稍微把臀部往上拉高以露出肛門部分。

⑥ 用手指把栓劑尖端部分插入肛門括約肌，約 1～2 指節深（需超過肛門括約肌以免栓劑被排出）。

⑦ 給藥完成後，可用雙手把臀部向內壓幾秒，以免孩童因為緊張或排斥而將栓劑擠出。

⑧ 洗淨雙手。

兒科用藥保存方法

藥品分裝磨粉後，容易受潮變質不易保存，建議在醫師開立的天數內使用完畢，若沒使用完應直接丟棄為佳。糖漿及藥水開封後可放 1 個月。由於台灣天氣炎熱，栓劑容易軟化，建議將之放於陰涼乾燥處；若是出現軟化可以改放入冰箱或泡冰水，待變硬後再使用。

有些抗生素藥水是使用前才泡製，泡製後需冷藏儲存，這種有特別指示要冷藏的，就必須冷藏存放；一般沒有特別要求冷藏者，可以放於陰涼乾燥且避免兒童拿取的地方。

嬰幼兒在托嬰中心或幼稚園需要用藥時，學校會要求註明餵藥時間和劑量等資訊，以便餵藥者協助執行；建議可以在藥包或藥水瓶上寫上名字或蓋上姓名章，因為藥品磨成粉末後無法辨識，直接寫上名字能避免餵錯人。

⊕ 藥品磨粉好不好？

藥品磨粉究竟好不好眾說紛紜，這麼做並非完全不可，以下對於磨粉的分析可以做為參考。

▎藥品磨粉的優點

① 原本醫師開立的小劑量錠劑，不易計算劑量和餵藥，經過藥師調劑後會變成一包一包的藥粉，父母只要依照指示，一次給一包即可，不用擔心劑量給錯的問題。

② 藥品直接磨粉可避免吃到不必要的添加物（如矯味劑、色素等），且價格相對較為便宜。

▎藥品磨粉的缺點

① 藥品磨成粉後，原有的藥品外觀會被破壞，不容易覆核藥品正確性，這點只能靠藥師和給藥者再三確認，才能維持安全性。

② 經過磨粉後，藥品原有劑型被破壞，安定性和有效期限均會受到影響，保存上也比較不容易。

③ 多種藥品混合磨粉後,若任一症狀緩解了想停藥,並無
法分開藥品;多種藥品混合需考量交互作用問題,以及
在磨粉中可能混雜上一個磨粉的殘粉等。

　　因此,在多種考量下,現在的醫師大部分還是會將處
方藥品磨粉搭配藥水一起使用,讓家長餵藥較為便利。

常見的錯誤使用案例

蘇小妹妹今年 3 歲，因為感冒已經服藥 3 個禮拜了，但是咳嗽症狀完全沒有好轉，這次回診後，醫師說妹妹感染了黴漿菌，才會反覆咳嗽。這次開了一種抗生素藥品，專門用來治療黴漿菌，請媽媽每天早上餵一次，連續三天就可以了。

媽媽到藥局領藥時，藥師特別告知媽媽，這個抗生素是藥粉型態，使用前要先泡製好才能餵食：先用量筒取 9ml 的開水，加入藥水瓶中，混合均勻後，每次再抽 5ml 出來讓妹妹服用，剩下的藥品放陰涼處可以保存 5 天。

媽媽回家後，因趕著上班只簡單向阿嬤交代用法後就出門了，阿嬤在餵抗生素時因為媽媽沒有將用法說明清楚，以為是把抗生素藥粉直接倒出 5ml，再加水混合即可；連續使用 2 天後，阿嬤覺得好奇怪，醫師不是說抗生素要吃 3 天，怎麼才

吃 2 天，就沒有藥了呢？晚上媽媽下班後，阿嬤才告知媽媽已經沒有藥了，媽媽這才驚覺因為自己沒有交待清楚，阿嬤未事先把抗生素藥粉泡好，造成藥品劑量過高，覺得自責和懊惱……。

嬰幼兒的抗生素藥品，大多採乾粉型態，使用前才泡製，且根據不同抗生素和濃度，其稀釋水量就會不同。如果沒有泡製直接倒出藥粉使用，會導致劑量過高，易有副作用。

所以，使用前要先詳閱藥袋說明，抗生素藥水一般會附說明書提醒泡製方法，如果餵藥者非帶病童看診的人，餵藥前一定要做好交接以免發生憾事。

TYPE 5
胸腔科用藥

胸腔中有很多人體重要的器官,如心臟、肺臟,食道、氣管、支氣管等。胸腔科門診主要是針對氣管、支氣管、肺臟等疾病治療。常見的疾病有咳嗽、咳血、呼吸困難、胸痛、氣喘、慢性病阻塞性肺病、感冒、支氣管炎、肺炎、肺膿瘍、支氣管擴張症、肺結核、肺部腫瘤、氣胸、血胸等。

一般用於胸腔科的藥物治療都有口服形式,只要依照醫囑按時使用即可。針對氣喘、慢性病阻塞性肺病則有吸入劑劑型可使用:這是因為氣喘、慢性病阻塞性肺病的口服治療藥品中可能含有類固醇,長期使用對於全身性的副作用會比較明顯。吸入劑型可直接將藥物送至肺部,藥效作用快且全身吸收少,相對安全性較高,為目前的使用趨勢。

✚ 胸腔科用藥劑型介紹（口服藥、吸入劑）

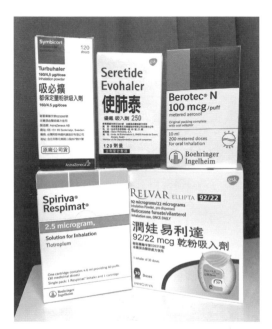

▲ 各種胸腔科用藥

都治計畫（口服藥）

結核病是全球性的慢性傳染病，主要的傳染途徑是飛沫與空氣傳染。健康的人受到結核菌感染後，通常不會立即發病，這時候不具傳染性，稱為潛伏結核感染（Latent tuberculosis infection, LTBI）。結核菌可長期寄生在宿主體內等待發病，感染後一生中約有 5～10% 的機會發病。現在已有有效的抗結核藥物，只要依照醫師處方確實治療，結核病是可以治癒的。

結核病人用藥治療至少需費時六個月以上的時間，病人必須每天規律的用藥，但在治療中可能會遇到疾病帶來的不舒服和藥品的副作用，對病人而言是一場長期的抗戰。

藥品治療期間長，要規律用藥實在不容易，一旦沒有確實治療，不僅無法順利治癒外，還會繼續傳染他人，如果出現抗藥性細菌，問題反而更嚴重。「都治計畫」（Directly Observed Treatment Short-Course, DOTS）也就因此誕生了，藉由經過訓練並且客觀的觀察員（非家屬擔任）執行「送藥到手、服藥入口、吞下再走」的關懷服藥，確保結核病人可以確實用藥，盡快恢復健康。

▍吸入劑

常見的吸入劑有 3 種型式：定量噴霧吸入劑（Metered-dose inhalers, MDI）、乾粉吸入劑（Dry powder inhaler, DPI）、噴霧機 （Nebulizer）。為了讓病人獲得良好的治療及控制，吸入劑的劑型越來越多元，隨著使用族群的不同，在設計上亦有不同的差別。

① **定量噴霧吸入劑**：此為噴霧型式，每次按壓出固定量，可讓患者快速地將藥物吸入肺部，以有效控制呼吸道症狀。使用時要留意手口協調，吸入藥物的過程與按壓噴霧藥物的動作需一致的配合；對於幼童及在定量噴霧吸入器操作方面有困難的成人，可藉由吸入輔助艙（spacer）輔助噴霧藥物的療效。吸入輔助艙可讓噴霧藥物懸浮在當中達 3～5 秒，病患可趁懸浮的時間吸入藥品。此外，輔助艙亦可減少口腔和口咽部的藥物沉積，若噴霧藥品含類固醇，則可減少口腔念珠菌感染的機率和由類固醇引起的全身性副作用。

② **乾粉吸入劑**：為粉末型式，使用方法不同於噴霧吸入劑。使用時需用力吸氣才能把藥粉吸入，因此對於吸力較差

的老年人或患者，不建議使用。乾粉吸入劑怕潮溼，使用時要避免對噴口處吐氣，也不可放置於潮溼環境中。

③ **噴霧機**：可將液態藥物霧化，供患者吸入。使用時可藉由不同面罩來協助吸入，對於嬰兒、幼童，以及對其他吸入器使用有困難的老年人而言是一個很好的選擇。

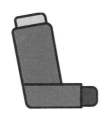

定量噴霧吸入劑 Inhalers

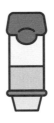

定量噴霧吸入劑 Respimat

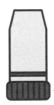

乾粉吸入劑 Turbuhaler

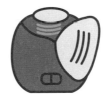

乾粉吸入劑 Ellipta

▲ 常見的吸入劑外觀

⊞ 胸腔科用藥使用技巧

▌定量噴霧吸入劑的用法

■ Inhalers 劑型

① 使用前，將吸入器上下振搖 4～5 次，使藥物充分混合。

② 打開吸嘴帽蓋（若超過三天未使用，在使用前需先空噴一次。）

③ 接上吸藥輔助器（spacer）。

④ 秉持先吐再吸原則，先向外慢慢吐一口氣。

⑤ 嘴唇含住吸藥輔助器的吸口，然後按壓吸入器壓扭，同時緩慢地吸氣，吸氣過程不可中斷。

⑥ 吸氣完畢後移去口中吸入器，閉氣 5～10 秒。

⑦ 閉氣後恢復正常呼吸。

⑧ 如需吸入第二個劑量，請依步驟⑤至⑨重複操作。兩劑相隔至少 30～60 秒。

⑨ 使用後蓋好吸入器帽蓋。

⑩ 如吸入藥物含類固醇，吸藥後請記得一定要漱口 2～3 次。

1 顛倒成 L 形：使用前將吸入器顛倒持握，上下搖晃4-5次使藥物充分混合

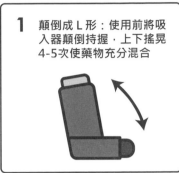

2 打開吸嘴帽蓋，視需求加上吸藥器輔助器

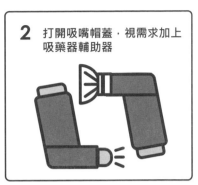

3 使用吸入器前，避開吸嘴，先緩緩深吐一口氣

吐

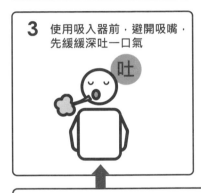

4 使用吸入器時，應連續深吸一口氣，過程不可中斷

10秒　10秒

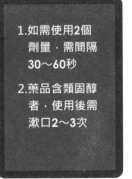

5 移除吸入器後，閉嘴、閉氣約10秒，即可恢復正常呼吸

10秒

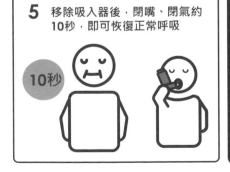

1. 如需使用2個劑量，需間隔30～60秒

2. 藥品含類固醇者，使用後需漱口2～3次

▲ 定量噴霧吸入劑 Inhalers 劑型用法

■ Respimat 劑型

① 裝填藥品：按壓住安全扣並拔下透明底座。自藥盒中取出藥罐，將藥罐的窄端推向吸入器，再裝回透明底座。使用前先上藥空噴 4～6 次，確保吸入器藥品供應正常。

② 吸入器使用：吸入器朝上握好，將蓋子蓋緊（避免誤觸給藥按鈕而使藥液意外釋出），將透明底座依瓶身上的紅色箭頭方向旋轉，直到聽到「卡塔」聲（約轉半圈）。打開綠色蓋子，秉持先吐再吸原則，慢慢將肺中空氣完全呼出，緊閉雙唇含住口含器（勿遮住 2 個通氣孔），按壓給藥按鈕時，同時用口慢慢地深吸氣時，吸入時間至少 10 秒。

③ 如需吸入第二個劑量，請依步驟②重複操作。兩劑相隔至少 30～60 秒。

乾粉吸入劑的用法

■ Turbuhaler 劑型

① 轉開瓶蓋。

② 手持瓶身,來回旋轉底盤,直到聽到「卡塔」聲。

③ 先吐氣(注意!不可朝吸嘴吐氣),再將吸嘴含於兩唇之間,然後深深快速地吸氣。吸完藥粉後嘴唇移走吸入器,再閉氣 5～10 秒,即完成一次吸入動作。

④ 如需吸入第二個劑量,請依步驟①至③重複操作。兩劑相隔至少 30～60 秒。

⑤ 將瓶蓋蓋回,如吸入藥物含類固醇,吸藥後需漱口 2～3 次。

1 轉開瓶蓋：保持瓶身直立，先往右、再往左旋轉開

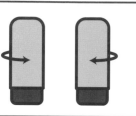

2 吸入藥劑：先避開吸嘴吐氣，再對著吸嘴快速、用力吸氣

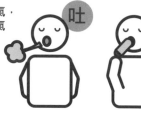

3 一次用藥完成：藥劑吸入後，閉脣、閉氣約10秒，即可恢復正常呼吸

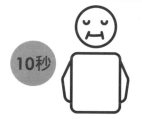

1 若需吸入第二劑量，可重複2、3步驟，但兩劑需間隔至少**30～60秒**

2 若吸入藥物含有類固醇成分，用藥完應漱口**2～3次**

▲ 乾粉吸入劑 Turbuhaler 劑型用法

■ Ellipta 劑型

① 打開吸嘴蓋，直到聽到「卡塔」聲。

② 先向外吐一口氣（注意！勿朝吸嘴吐氣）。

③ 將吸嘴放入嘴唇中，快速用力吸飽一口氣。

④ 自口中移去吸入器，閉氣 5～10 秒鐘。

⑤ 閉氣後恢復正常呼吸，即完成一次吸入動作。

⑥ 用乾布擦拭吸嘴後關閉吸入器。

⑦ 若吸入藥物含類固醇，吸藥後需漱口 2～3 次。

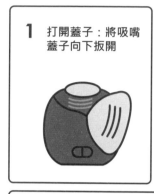

1 打開蓋子：將吸嘴蓋子向下扳開

2 準備吸藥：吸藥前先深吐一口氣，再將吸嘴放入口中，快速用力吸飽一口氣

手指勿遮擋通氣孔

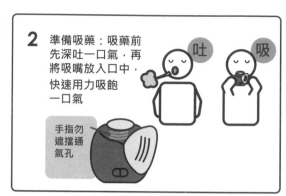

吐　吸

3 吸藥完畢：移除呼吸器，閉嘴、閉氣約5～10秒後即可正常呼吸

5～10秒

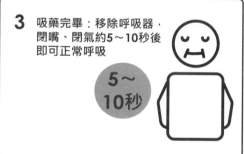

4 關上蓋子：用藥後將蓋子蓋上

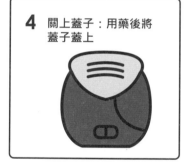

1 吸藥後，剩餘藥會丟入隔離槽，避免用藥過量

2 吸嘴髒汙可用乾面紙擦拭

3 藥品若含類固醇、吸藥後需漱口2～3次

▲ 乾粉吸入劑 Ellipta 劑型用法

⊕ 胸腔科用藥保存

　　一般胸腔科的用藥會以口服為優先，口服藥品的保存要遵守避光、避熱、避溼的原則，也要注意藥品不可放置在容易讓小孩取得的地方，以免誤食。

　　若是吸入劑劑型，要放在陰涼、乾燥及避免潮溼的地方，尤其是乾粉劑型的吸入劑，這種吸入劑的藥粉最怕潮溼，一旦受潮容易結塊，結塊會使吸入劑量不足，而造成症狀控制不佳。提醒大家吸入劑的使用方式隨劑型不同而有差異，未曾使用過吸入劑的民眾，一定要向藥師詢問清楚，並示範操作過程給藥師覆核確認正確性，才能用的正確用的安心喔！

常見的錯誤使用案例

　　林伯伯菸齡已有 40 年了，這次下定決心戒菸是因為發現自己呼吸越來越吃力，胸悶、有痰和咳嗽的次數也增加。在家人建議下林伯伯到胸腔科就診，醫師診斷為慢性阻塞性肺病，告知林伯伯一定要戒菸，並確實使用吸入劑和口服藥物來治療。

　　一開始戒菸不順利，三天兩頭偷抽菸，病情控制不佳。林伯伯擔心自己會越來越嚴重，因此乖乖使用吸入劑，只是覺得奇怪，為什麼最近嘴巴裡面開始長了一點一點白白的東西，林伯伯以為嘴巴發霉了，趕緊到醫院找醫師處理。

案例解析

　　林伯伯這種情況是口腔念珠菌感染，俗稱鵝口瘡。因為使用的吸入劑含類固醇，使用後必須漱口避免感染；林伯伯就是因為沒有確實漱口而導致念珠菌感染，於是醫師開了含藥的漱口水給林伯伯使用，慢慢地就痊癒了。

TYPE 6
耳鼻喉科用藥

耳鼻喉科顧名思義就是和耳朵、鼻子及喉嚨相關的問題，例如喉嚨痛、聲音沙啞、中耳炎、鼻竇炎、異物卡在喉嚨或食道、聽力檢查、耳朵清理、口腔篩檢等，依醫師處置後給予藥物治療。常用特殊的劑型有耳滴劑、鼻噴劑、口內膏、喉嚨噴劑等。

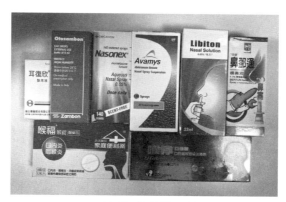

▲ 耳鼻喉科的用藥

✚ 耳鼻喉科用藥劑型介紹（耳滴劑、鼻噴劑、洗鼻液、口內膏、喉嚨噴劑）

為了增加藥品的吸收及增加藥效，局部治療的藥品已成為治療寵兒，針對耳鼻喉科的治療，有耳滴劑、鼻噴劑、口內膏、喉嚨噴劑已是常見好用的劑型。

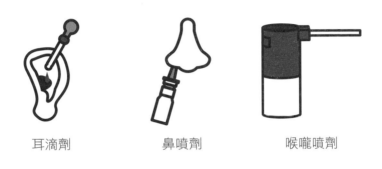

耳滴劑　　　　鼻噴劑　　　　喉嚨噴劑

▲ 常見的耳鼻喉科藥劑型外觀

耳滴劑利用藥液劑型，可直接作用於耳中，避免全身副作用。鼻噴劑可用於鼻炎治療改善，相較於長期使用口服藥治療，鼻噴劑更能快速有感，是很受歡迎的一種劑型。洗鼻液對於過敏、慢性鼻竇炎患者是有用的輔助治療，等張與等溫是使用重點，避免刺激及不適感。口內膏常用於

嘴巴破洞的治療，特殊設計使其使用後硬化形成一個保護膜，將患處保護起來，用完記得先不要飲食或漱口。喉嚨噴劑可用於喉嚨發炎疼痛的控制，直接噴於患處，可以快速緩解喉嚨不適。

⊕ 耳鼻喉科用藥使用技巧及保存

▌耳滴劑用法及保存

■ 使用技巧

① 使用前請洗淨雙手並擦乾。

② 清潔耳朵，若有耳垢或分泌物可用棉棒輕輕清潔。

③ 把要使用的耳滴劑握在雙手幾分鐘，讓與體溫溫度相當。

④ 若藥品為懸浮液，使用前需先振搖約十秒鐘。

⑤ 姿勢採側躺或傾斜，將給藥的耳朵朝上。使用時，成人要將耳朵往上後方拉，小孩往後下方拉，讓藥液能順利流入耳中。

⑥ 將正確的藥量（依醫囑）滴入耳朵，然後輕拉耳朵使藥液流入。注意：滴管不宜碰觸耳朵，以免造成汙染。

⑦ 保持耳朵傾斜向上數分鐘，使藥品停留在耳朵內。

⑧ 使用完畢後，將滴管或瓶蓋歸回原位並將蓋子旋緊。

⑨ 若需使用另一耳，可以靜待10分鐘後再重複以上動作。

■ 保存方法

藥品需置於陰涼處，避免受熱受潮。若自己操作耳滴劑較不方便，建議可由他人協助較優。

1 用肥皂清潔雙手，用濕毛巾清潔耳朵

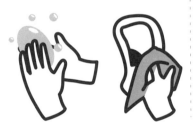

2 用手溫熱滴劑，使用前應將滴劑搖勻

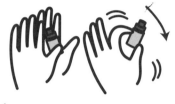

3 呈斜躺姿，兒童耳朵往下後方拉、成人耳朵往上後方拉，點2至4滴藥水即可

成人　兒童

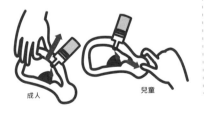

4 點藥後斜躺10分鐘，可輕拉耳朵或按壓耳珠以利藥物流入外耳道和耳膜

▲ 耳滴劑使用方法

鼻噴劑用法及保存

■ 使用技巧

① 使用前請洗淨雙手並擦乾。

② 若藥品為懸浮液,使用前先充分振搖約十秒鐘,取下蓋子。

③ 清潔鼻孔分泌物,頭微向前傾,垂直拿著鼻噴劑,將噴嘴放進其中一邊鼻孔。

④ 使用時,噴嘴末端要避開鼻中隔,微朝向鼻子外側邊(鼻翼)再使用。

⑤ 按壓劑量時,需同時用鼻吸氣。

⑥ 移出噴嘴,並用口呼吸。

⑦ 如果每邊鼻孔必須噴兩次的話,重覆步驟②至⑤。

⑧ 如果必須噴藥於另一邊鼻孔時,請重覆步驟②至⑤。

⑨ 把蓋子蓋回鼻噴劑。

■ 保存方法

　　藥品需置於陰涼處，避免受熱受潮。若是為懸浮液劑型，建議要直立擺放，勿倒放或平放，造成噴嘴塞住故障。

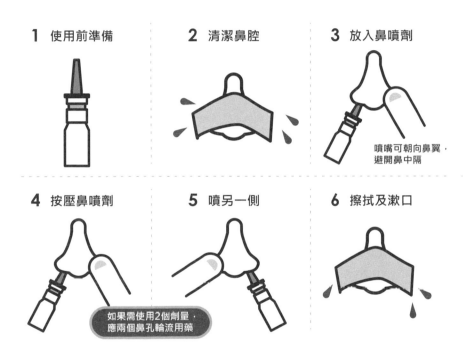

1 使用前準備

2 清潔鼻腔

3 放入鼻噴劑

噴嘴可朝向鼻翼，避開鼻中隔

4 按壓鼻噴劑

如果需使用2個劑量，應兩個鼻孔輪流用藥

5 噴另一側

6 擦拭及漱口

▲ 鼻噴劑使用步驟

▌喉嚨噴劑

■ 使用技巧

① 用肥皂及清水將雙手洗淨。

② 噴劑朝向患處，將正確的藥量噴出，再輕輕吞下。

■ 保存方法

藥品需置於陰涼處，避免受熱受潮。

▌口內膏

■ 使用技巧

① 用肥皂及清水將雙手洗淨。

② 用棉棒擦乾發炎部位的口水。

③ 取適量藥膏塗抹在患處，使用後暫時避免飲食及喝水。

■ 保存方法

藥品需置於陰涼處，避免受熱受潮。蓋子需蓋緊，以免藥膏乾掉。

傷口

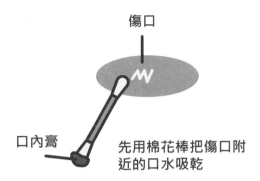

口內膏

先用棉花棒把傷口附近的口水吸乾

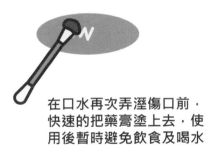

在口水再次弄溼傷口前，快速的把藥膏塗上去，使用後暫時避免飲食及喝水

▲ 口內膏的使用方法

常見的錯誤使用案例

　　黃伯伯是名退休長者，平時一個人居住。最近鼻子一直覺得不舒服，常常打噴涕和流鼻水，醫師開了鼻噴劑，請黃伯伯每天早晚用 2 次。一開始使用都沒問題，這幾天黃伯伯發現鼻噴劑壓不出來，就拿了縫衣服的針去戳噴頭，戳了多次後還是無用，於是拿鼻噴劑到醫院詢問。

　　和黃伯伯溝通後才知道，黃伯伯使用鼻噴劑後，未將蓋子蓋上，導致藥品中的壓力散掉，無法將藥品順利噴出。即藥品為懸浮液不可倒放或平放，患者存放不正確，最後無法將藥品噴出。

　　鼻噴劑使用時和使用後有一些原則，例如要蓋上蓋子、直立存放等，千萬別忽略了。

TYPE 7
孕婦及哺乳媽咪用藥

———————————————————/ ———

　　孕婦和哺乳媽咪的用藥通常會被高度重視，因為藥品不止自己使用，還關係到小孩健康。如果使用會通過胎盤的藥品，可能會讓胎兒吸收到藥品；如果使用會分泌到乳汁的藥品，亦可能讓嬰幼兒吸收到藥物；此外，比較具刺激性或副作用較大的藥品，對於胎兒或嬰幼兒而言會有較大的風險，使用時不得不注意！

⊕ 孕婦用藥分級制度

　　之前章節曾提到孕婦用藥分級制度，會將藥品分成 5 個級別，其中以 X 級最為嚴重，已確定對胎兒有害；C 級和 D 級需考量必要性和利益性之後再使用；A 級和 B 級則是相對安全的藥品。FDA 在 2015 年 7 月宣布，原懷孕用藥分級已經不適用了，因為 C、D、X 級的藥品，吃了不一定會導致畸胎（不同的藥品在不同週數有不同效果，無法

一同評論），故取消懷孕的藥物風險分級，改為加註風險的數據資料。但，台灣目前許多醫療仍以原 ABCDX 為目前常用的懷孕風險考量。在確定懷孕或預計懷孕時，可以將正在使用的藥品請藥師查詢是否可用，以免造成胎兒危險。

✚ 哺乳媽咪吃藥要注意什麼？

母乳是最天然、最適合嬰兒需求的食物，哺乳更是親子最親密的時光。在營養供給之時，要留意藥品可能會因分泌到乳汁，而傳給寶寶喔！通常**分子量較小**、**水溶性低**、**母體高血中濃度**的藥物較容易分泌到乳汁。大部分的藥物經人體吸收代謝後，不到 1% 會分泌到乳汁，因此不用太過於憂心。

偏頭痛的治療藥 Ergotamine、免疫抑制劑 Cyclosporin 及抗癌藥物等，不建議哺乳時使用，應尋求其他替代方式，或改用配方奶餵食嬰幼兒為佳。

藥品選擇上若有其他同成分的劑型（外用、噴劑、吸入劑等），建議以其他劑型先行替代使用，可降低藥品分泌到乳汁的機會。此外，也建議避免使用複方藥物，例如綜合感冒藥中的成分多元，評估上比較複雜，因此應以單

一成分治療較優。大部分的藥物在服用後 1～3 小時內濃度最高，因此藥品可在哺乳後馬上服藥，或者服藥前先擠出乳汁都是較好的方式。

常見的錯誤使用案例

一位焦急的母親打電話到醫院做藥物諮詢。原來母親本身的慢性疾病比較多，看診時已有向醫師表示目前正在哺乳中，擔心慢性藥物會對小孩有影響，當時，醫師建議媽媽把哺乳和用藥的時間錯開，這樣比較安全。

但今天母親忘記把時間錯開就哺乳了，事後發現十分緊張，擔心會對小孩造成不良影響，因此十分焦慮。

電話中建議媽媽先觀察小孩的狀況，是否與平時不同，最好可以將小孩帶至醫療院所由醫師檢查較為妥當，也安撫母親不要太自責。最終檢查後小孩並無大礙，媽媽也鬆了一口氣。

TYPE 8
慢性病用藥

慢性病在健保的支出占比是比較大的一塊。年紀漸長之後，隨著身體老化或代謝障礙，慢性病會慢慢浮現出來。慢性病需要長期治療控制，舉例來説，糖尿病不僅是慢性病，如果沒有妥善控制好血糖，可能會演變出許多併發症，如眼睛、糖尿病腎病變、心臟、末梢循環障礙等等問題。為了避免慢性病延伸出其他危害健康的問題，其防治是政府一直在努力的目標。

⊕ 慢性病定義

慢性病是指身體狀態或是疾病是延續的，一直在發生的，或是需要長時間才會發病的，隨時間變化而發展的疾病。「慢性」這個字眼和疾病的病程有關，通常當疾病持續三個月以上時，就會用到「慢性」這個詞。一般的感冒、

上呼吸道感染可能在短時間內會痊癒，病程短就不算慢性病。

常見的慢性疾病包括關節炎、高血壓、慢性阻塞性肺病、C 型肝炎、糖尿病等，這些都是經年累月，長時間演化而成的。

✚ 慢性病用藥要注意什麼？

慢性病用藥是長期控制的，因此藥品需規律且正常服用，千萬不要覺得自己的病情已控制得很好就任意停藥或減低劑量。病情控制妥當可能是因為長期用藥控制下而達到穩定，若停藥或減量恐怕會造成藥效不足，讓慢性病又恢復異常狀態。

此外，慢性病用藥在治療期間可能會併用其他藥品、保健食品等，得特別注意交互作用的問題，例如降血脂的 statin 類藥品和紅麴會產生交互作用；某些心血管用藥和氣喘用藥機轉相反，併用反而會讓病情控制不良。

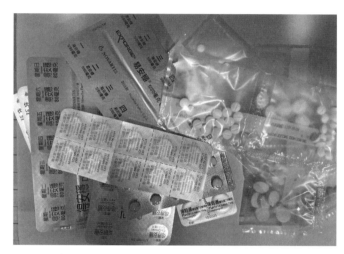

▲ 慢性病藥物多且可能與其他藥物併用，必須留意交互作用

民眾可以每天記錄自己的狀況，例如血壓值、血糖值，讓醫師在調整用藥時可以更精準。也建議可以定期請醫師開立檢驗單，檢驗正在控制疾病及肝腎等機能，對於病情和健康會更完善。

慢性病患者如果需外出或是出國，藥品必須準備充足，病情及用藥穩定者，建議可以請醫師開立慢性病連續處方箋，在國內只要是健保特約藥局都可以領慢性病連續處方箋的藥品；要出國者，可以出示機票證明用藥期間不在國內，醫師或藥局評估後可以一次領回 2～3 個月的藥品，就不必擔心到國外沒藥可以使用了。

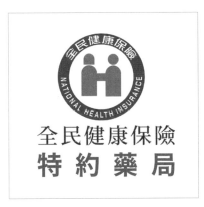

▲ 健保特約藥局標誌

常見的錯誤使用案例

　　某日到社區去演講，課程結束後，一位婦女來詢問。她說：「醫師說我血壓高，有開藥給我吃，我都不敢吃，怕吃了就戒不掉了，而且我覺得自己的身體都沒有問題了，沒吃藥應該沒關係吧？」

　　我聽了之後回答，「阿姨，您可能現在覺得沒有問題，但是我們看的不是目前的您，而是3年、5年後的您。如果您的血壓不好好控制，會讓血管一直處在高壓力的情況下，幾年後，血管便會慢慢失去彈力，心臟也會因此受損，甚至可能會中風。現在可能有感覺沒有問題，但是，慢慢地幾年後累積下來而衍生的問題才更嚴重。現在如果好好控制血壓，保護血管和心臟，就不會有更多問題出現了。您不要擔心藥品不能戒掉，適當的治療和用藥才是對健康最好的幫助，把血壓穩定好，避免其他併發症才是正確的。」

Chapter 4
保健食品怎麼吃？

Q1
常見保健食品有哪些？

依據國民健康署「2013～2016 年國民營養健康狀況變遷調查」顯示，台灣 19～64 歲成人每日平均乳品攝取不足者高達 99.8％、堅果種子不足達 91％、蔬菜攝取量不足為 86％、水果則有 86％。數據告訴我們，蛋白質、脂肪、澱粉吃過量，維生素、礦物質和好油不足，也就是所謂的飲食不均衡。

高齡人口增加，國人保健意識抬頭，開始注重疾病預防及自我照護，加上保健或健康食品的購買通路多元，網路、購物台、美妝店等都很便利，保健身體的保養品掀起了一股熱潮。入手簡單、使用便利、有效果是選保健食品的考量，國人常見喜愛的保健食品有葉黃素、魚油、膠原蛋白、綜合維他命、益生菌等。

✚ 保健食品和健康食品怎麼區分？

保健食品和健康食品不一樣嗎？這應該是許多民眾的疑惑，如果不一樣，那麼差別在哪裡呢？

▍保健食品

是一般的食品，如維生素或礦物質，常見有維生素 A、維生素 D、維生素 E、鈣片、鋅、鎂等，算是一般性的膳食補充品。

▍健康食品

這種產品需取得衛生福利部核發的健康食品查驗登記許可證，許可後產品包裝標有小綠人標章。這種標章指經過科學研究且數據顯示能促進民眾健康、減少疾病危害風險。健康食品等級與保健食品在這個點上就不相同了。

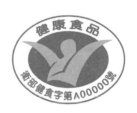

▲ 健康食品標章（小綠人標章）

健康食品是可以宣稱保健功效的，目前衛生福利部核准 13 項，分別為胃腸功能改善、調節血脂、護肝、骨質保健、免疫調節、輔助調整過敏體質、不易形成體脂肪、調節血糖、輔助調節血壓、抗疲勞、延緩衰老、促進鐵吸收及牙齒保健。若已獲得健康食品標章，就可以在產品包裝上註記以上的保健功效了。反之，若是沒有取得標章的保健食品，則不可宣稱功效，違反者可以《健康食品管理法》處罰。民眾若想知道有哪些健康食品，可以至衛生福利部網站，查詢審核通過之健康食品資料（https://reurl.cc/4QYWkY），清楚產品資訊及其保健功效。

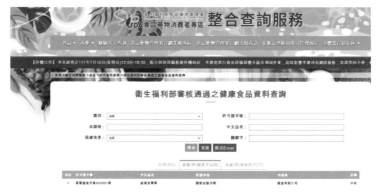

▲ 衛生福利部審核通過之健康食品資料查詢

⊕ 常見的保健食品

▎葉黃素

葉黃素是黃色的天然色素，和 β 胡蘿蔔素都屬於類胡蘿蔔素。葉黃素具抗氧化效用，是眼睛內視網膜黃斑部的重要成分。葉黃素為脂溶性，人體無法自行製造，必須由飲食中攝取，**一般建議飯後使用**，吸收效果會比較好。

美國食品藥品監督管理局（FDA）建議，葉黃素可預防黃斑部病變，每天攝取量為 6 mg。衛生福利部食品藥物管理（TFDA）署建議每日補充葉黃素不應超過 30 mg，多吃無益，無需大量補充；過量雖不會有生命危險，但會有皮膚變黃的現象發生。

葉黃素有累積性，需連續補允 2 至 4 個月後，才能提升視網膜黃斑部中的葉黃素濃度，以達到抗氧化效用。除了購買市面上的葉黃素產品外，飲食也能補充。常見蔬菜如菠菜、甘藍菜、綠花椰菜、芥藍菜、櫛瓜、玉米、小黃瓜、南瓜、胡蘿蔔等，及動物類的蛋黃都具有葉黃素，平時可以適時攝取。

▌魚油

　　魚油是常見的保養品，主要來源為深海魚類。魚油含有豐富的 Omega-3，是一種多元不飽和脂肪酸，它所含的主要成分以 EPA（Eicosapentaenoic acid）、DHA（Docosahexaenoic Acid）為主。EPA 有益維持心臟和免疫系統健康，可抑制發炎反應；DHA 則對於維護大腦及眼睛健康有益，且對兒童及老年人的腦部發展有改善之效。

　　使用時要特別留意，魚油具抗發炎、抗血栓的特性，如本身有服用抗凝血藥物阿斯匹靈（Aspirin）、華法林（Warfarin）者，建議與醫師溝通後再使用為佳；若剛接受手術或凝血功能較差者，則不建議使用。魚油為油脂性，與食物一同使用可增加吸收，因此以**隨餐或是飯後**補充最為適合。

▌綜合維他命

綜合維他命顧名思義就是一顆藥錠裡面含了許多營養成分，與 B 群不同喔！B 群是 8 種維生素 B 群的組合，分別是維生素 B_1、維生素 B_2、維生素 B_3、泛酸、維生素 B_6、生物素、葉酸、維生素 B_{12}。綜合維他命除了含有 B 群成分外，還有水溶性維生素 C、脂溶性維生素 A、D、E、K 和礦物質等營養素，含數種脂溶性及水溶性維生素，可隨餐吃或飯後吃。

使用綜合維他命要特別注意，市面上常有「高劑量、高單位」的綜合維他命，這些聽起來效果顯著，但是不建議長期使用，以免脂溶性維生素 A、D、E、K 無法代謝，累積體內造成身體負擔。

▌蝦紅素

蝦紅素又名為蝦青素，是天然的類胡蘿蔔素，結構類似於 β 胡蘿蔔素和葉黃素，主要來源是藻類與海洋動物（如鮭魚）。蝦紅素對於眼睛有益，可降低黃斑部傷害、減輕眼部疲勞及乾眼問題。蝦紅素和葉黃素都對眼睛有幫助，但是蝦紅素沒有累積性，效果比較快也比較顯著，屬於脂溶性營養素，因此**隨餐吃或飯後**吃效果較佳。

▌鈣片

鈣為人體很重要的礦物質，是骨骼及牙齒的重要成分，對於血液正常的凝固功能扮演著重要角色。鈣質會隨著年齡漸長而慢慢失去，通常在 30 歲之後，流失量會慢慢大於吸收量，如果平時不好好存骨本，恐怕會造成鈣質缺乏的狀況。

鈣片在市面上的選擇很多，一般常見有海藻鈣、碳酸鈣、檸檬酸鈣、磷酸鈣、乳酸鈣、葡萄糖鈣或氨基酸螯合鈣等。選購時可以留意一下鈣含量和人體吸收率的問題。氨基酸螯合鈣的吸收較高，吸收率約可達 80％；含鈣量則

以碳酸鈣最多。由於鈣質吸收需要胃酸幫助，以**隨餐或飯後 2 小時內**服用最好。

表　各類鈣片鈣含量及吸收率比較

	來源	鈣含量（%）	吸收率（%）
碳酸鈣	化學合成	40%	25%
海藻鈣	天然	32%	40%
檸檬酸鈣	化學合成	21%	35%
氨基酸螯合鈣	化學合成	15%	80%
乳酸鈣	天然、化學合成	13%	29%
磷酸鈣	化學合成	39%	25%
葡萄糖鈣	化學合成	9%	27%

▍膠原蛋白

膠原蛋白也是一種人體蛋白質，有修補和再生的功能。膠原蛋白可用來保持肌膚彈性、緊實抗皺，此外，對於保護關節及強化骨骼也有助益。女性同胞愛美都會希望能夠抗老，因此膠原蛋白產品一直在市場上頗受歡迎。

食療的豬腳、豬皮等雖富含膠原蛋白，但是分子量太大，加上含高飽和脂肪酸，熱量高，長期使用反而不利於健康。選擇膠原蛋白時要注意挑分子量小一點的，較易人體吸收，避免人工甜味劑、香料、色素等添加物，以免多吸收了無益物質。使用時機以**睡前或空腹時**食用為佳。

▍益生菌

益生菌是很夯的保健食品，因具有改善腸道健康和過敏等優點，是許多民眾會購買的保健食品之一。益生菌根據不同菌種其效用也有所不同，例如用在腸道保健的益生菌，常見有鼠李糖乳桿菌（Lactobacillus rhamnosus GG，LGG 菌）、雷特氏 B 菌（Bifidobacterium lactis，B 菌）、乾酪桿菌（Lactobacillus casei，C 菌）等。

益生菌可促進腸道好菌生長，但其存活需要食物。益生質（Prebiotics）又名益菌生、益生元，可幫助益生菌在腸道存活用，選購時可以留意是否含此項物質。有糖分攝取限制的民眾，挑選時得避免選擇添加甜味劑的產品（如砂糖、果汁等），另外其來源及產地標示完整也是選擇重點之一。使用時需注意：益生菌不耐高溫，應**避免使用熱水配服**；若有使用抗生素治療，則須與益生菌**間隔 2 小時以上**為佳。

Q2
吃保健食品要注意哪些事情？

　　保健食品畢竟屬於食品等級，不是藥品，在使用時注意以下幾個迷思：

▌錯把保健食品當藥吃

　　保健食品不是藥品，無法像藥品一樣具有療效。當生病需要治療時，依賴保健食品是沒有用的，反而會讓疾病變得無法控制。

▌期待一吃就有效

　　保健食品沒有療效，也有沒有科學根據，只能作為營養補充用，更不可能一吃見效，如果想靠保健食品來達到治療效果，是萬萬不可喔！

治標不治本

　　用保健食品拯救不當的生活習慣沒有任何意義，生活正常且規律的作息是很重要的。若天天沉迷 3C 產品，不讓眼睛休息，卻想靠葉黃素等護眼產品來照護眼睛，如此前後顛倒根本沒有用。應該適度使用 3C 產品，並讓眼睛獲得良好的休息，必要時搭配使用保健食品才對。

雞尾酒補充法，小心越補越傷身

　　覺得上班疲累，身體不好，而想買一大堆保健食品一起使用，亂槍打鳥都補看看，小心越補越大洞喔！舉例來說，脂溶性的維他命若身體累積太多，難以代謝掉，補充一堆，反而得不償失。衛生福利部國民健康署針對國人營養需求現況並參考國際飲食指標趨勢後已訂定「國人膳食營養素參考攝取量」第八版（Dietary Reference Intakes，DRIs），在補充營養品時可參考補充的建議劑量，以免身體過量囤積。

出國買買買，回家吃吃吃

許多民眾出國旅遊喜歡購買保健食品回來，買回來後才發現文字不通，看不懂成分是什麼？該怎麼使用？加上家中原有的，乾脆不分青紅皂白通通下肚，這樣很危險喔！建議購買時確認清楚，以免買了一堆浪費金錢。曾遇到阿公阿嬤來問保健食品的用途，提了好幾罐來詢問，都是兒女從國外寄回來的，阿公阿嬤看不懂說明也不會用，拿來時往往發現都是過期的了。有時候包裝不一樣，阿公阿嬤搞不清楚，以為是不同的東西，一次吞下多種，造成重複。

維他命吃越高劑量越好？

國人最愛的保健食品是綜合維他命。不少民眾吞了綜合維他命後，又會加吃 B 群、維他命 D 等，導致體內維生素過量而中毒。要小心，市面販售的保健食品大多是複方成分，食用前最好注意劑量或詢問專業人員，以免攝取過量。

治標不治本

有時候聽朋友分享，因吃了哪一種保健品而使身體變好，自己就跟著亂補一通，導致多花錢又沒用。某次在社區演講，遇過民眾表示，健康檢查報告說有骨質疏鬆的症狀，聽朋友介紹買了葡萄糖胺（Glucosamine）來吃，一瓶好貴喔！吃了 2～3 瓶後去檢驗，竟發現骨質密度變得更差，根本沒用！骨質疏鬆是鈣質缺乏所致，葡萄糖胺（Glucosamine）則是用在退化性關節炎，需求和用途明顯不同，不但無法改善骨質疏鬆，反而多花錢。

保健食品也有交互作用

使用保健食品不能忽略劑量和交互作用問題，例如銀杏和抗凝血劑的作用相似，合併食用需考慮可能會出現出血的風險；人蔘併用降血糖藥物則可能會出現低血糖的風險。

斷斷續續使用

保健食品雖然是補充品，也有使用時限，如果斷斷續續、沒有規律使用可能無法達到預期，例如葉黃素需持續使用 2～4 個月才能提升視網膜黃斑部中的葉黃素濃度，如果沒有持續補充，無法獲得期待效用。

⊕ 至外國網站購買保健食品安全嗎？

網購時代來臨，加上網路上有很多使用心得和推薦文，許多民眾會喜歡在網路上購買保健品來使用。可是不同國家的標準不同，購買前有幾點需提醒大家。國外的保健品有些會強調「高劑量」以吸引民眾購買，認為越高劑量效果越好，現實情況下是過高劑量可能會無法代謝出去，囤積體內反而會造成身體負擔。

高劑量的維他命因為國家規定不同，若在台灣被列為藥品，帶回時需依《藥物樣品贈品管理辦法》向衛福部食品藥物管理署申請自用藥品輸入許可才行，若被判定為自用者，是有數量限制的。例如失眠者會使用的褪黑激素

（Melatonin）在國外屬於保健食品，台灣則算為藥品，如果自行帶回販售，屬於違法，嚴重者處以 7 年以下有期徒刑，得併科 5000 萬元以下罰金。

網購時要留意成分是否含禁藥或是管制成分，此外，過度誇大效果的也要留意其真偽性。網路購物雖然方便，購買時請留意安全性及相關規定，以免觸法。

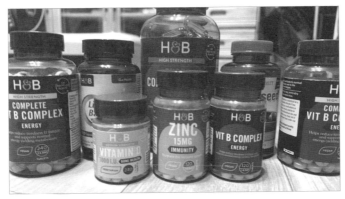

▲ 自行至國外網站購買須留意安全性及相關規定

Q3
保健食品怎麼吃才對？

⊕ 保健食品這樣吃才正確

▌了解自己需求，有需要再吃

日常生活中的均衡飲食和作息是很重要的。保健食品雖可改善營養不均衡的狀況或補充飲食中無法攝取的營養素，但不能完全取代正常的飲食，千萬不要因為保健食品取得容易就依賴它，而是應該以天然食物補充為優先，保健食品為輔助。

先問自己為什麼需要補充保健食品，這個原因是可以改善的嗎？如果可以，應該以生活改善為先，必要時才使用保健食品。如果是長期外食或有營養不均衡的狀況，可以視情況補充。保健食品的補充會因年紀、性別或是特殊狀況而不同，並非全家人都適合使用同一種保健品，例如

女性有生理期，因此在選擇綜合維他命的時候，可以找富含鐵質的；鋅對男性的生殖力有助益，選擇上可以留意此點。

懷孕婦女對於葉酸的需求量大，選擇時可以找針對懷孕婦女設計的產品。之前曾遇過一個媽媽來詢問，她說婆婆很迷信某個保健品牌，每次飯前都會拿 5～6 顆保健食品給 5 歲的孩子吃，媽媽覺得小孩飲食均衡，沒有出現任何健康問題，實在不需要補充這麼多保健食品。若碰到孩子感冒不舒服，婆婆便會更加重劑量或品項，媽媽覺得十分憂心，擔心這麼小的孩子無法承受，也怕會出現性早熟影響發育。兩方都是為了孩子好，只好先帶小孩給醫師檢查，並請醫師給予婆婆建議。

買之前一定要看標示、看警語

　　保健食品雖然是食品，使用上相對安全一點，但也有相關禁忌需要注意喔！因此使用之前，建議看一下說明書，看看有哪些禁忌和注意事項。

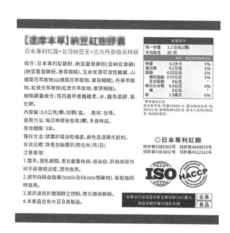

▲ 保健食品說明書要在使用前閱讀仔細

不買來路不明保健食品

保健食品的來源非常多，購買時一定要小心，來源不明的、包裝太過簡易的、誇大其辭者都要格外留意。有些廠商未取得健康食品標章，卻誇大或宣稱醫療效能來推銷自己的保健食品，民眾在不知情情況下容易被誤導，甚至誤用。建議購買時應找合格店家，或是到藥局詢問藥師，有來源、有保障，使用上會更安心。

有一天晚上，舅舅特地到家裡來找我，他帶了一盒保健食品，說是朋友介紹的，作為減肥用。朋友吃了之後常常跑廁所，一週就瘦了 3 公斤，舅舅很心動也想吃看看，卻怕吃了會傷身，特地拿給我看看。我發現這是一種植物的茶包，上面的說明並不清楚，成分標示含鎂、鈣、鉀離子等；我看看之後回答舅舅，這種茶包會拉肚子，是因短時間把水分排除，所以能快速瘦身，但在拉肚子期間由於電解質不平衡，若再加上當中所含的鎂、鈣、鉀離子恐怕更危險；此外，包裝上的標示也不清楚，來源不可靠，因此我建議不要使用比較好。

勿貪便宜購買大量囤積，吃不完更可惜

有時候廠商會舉辦促銷活動，一次買多一點可以享有優惠，「買五贈一，買三送一」聽起來真的很吸引人，但是大多數人沒辦法每天固定補充保健食品，結果便是囤積一堆，放到過期。因此建議購買適合的量，在自己可以接受的範圍內使用，有必要再回購即可。

購買適合吞服的劑型

有些保健食品，例如魚油，會做的比較大顆，在吞服上有些困難。若民眾想購買，可以問清楚保健品的大小。有的廠商會把同比例的藥丸大小呈現在包裝上，供民眾參考。選擇時寧願選擇小顆一點，多顆一起吃，也不要因太大顆卡在食道中，反而更危險。

✚ 你適合吃保健食品嗎？

先問問自己生活作息正常嗎？飲食是否均衡？身體有無出現異常？異常狀態是需要接受醫院治療的嗎？舉例來說，因為工作關係常常外食，也不喜歡吃蔬菜水果，長期下來發現便便不順暢，已經有 5 天沒有便便了。在醫學定義上，一天解便 3 次～三天解便 1 次都是正常的，若是已經 5 天沒有便便就需要醫療處理，這時候會建議前往就診讓醫師評估。如果有便便只是會蹲廁所比較久，大概 2～3 天解便 1 次，雖然沒有到達便祕的標準，卻可以藉由補充纖維素來改善，可以考慮在生活飲食中增加蔬菜水果的量，必要時補充含纖維素或益生菌的保健食品來輔助。

先評估自我需求，如果狀況輕微就以改善生活習慣為優先；若是已影響生活品質者可加入保健食品改善；如果狀況更嚴重者建議就醫處置喔！

藥品依照病症不同也會有不同的設計，本篇介紹的專科用藥就有許多藥品間的差異，因此不能任意調整藥品使用方式，以免延誤藥品作用。保健食品是現代人的重要保養品，雖然不比藥品管理嚴格，但是不正常使用保健食品

對身體也是不健康的，無論是藥品或是保健食品都應該在專業人員的指導下使用為佳。

附錄

Covid-19 疫情後的
居家備藥清單

現在政府宣布解封，口罩限制已大幅放寬，加上旅遊開始旺盛，在人與人的密切接觸下，疫情反而是增長的。已經確診的過的民眾，因個人體質而異，多多少少會有一些後遺症出現，有的人持續有痰，有的人是慢性咳嗽，因此確診後的持續保養，不能過於輕心。

如果是一般輕症及染疫後保養，在家可以準備哪些藥品備用呢？

▌乙醯胺酚

這個藥具有止痛和退燒的效果，如普拿疼。對於一般疼痛（頭痛、關節痛、生裡痛等）有效，需注意有肝毒性，不建議一天使用超過 4g。

▌止咳化痰藥品

止咳化痰藥可以在藥師指示下購買，輕症患者需要時可以到藥局詢問，需留意：若為濃痰且有顏色，建議就醫為佳。中藥性質的川貝枇杷膏對於喉嚨乾癢、聲音沙啞者有潤喉之效，不想吃西藥者，可以選擇中藥成分的。

鼻子症狀用藥

流鼻水、打噴嚏者，社區藥局可以購買成分含抗組織胺的藥品，可以改善鼻子不適症狀。藥局也有鼻用噴劑，都可以向藥師詢問。

喉嚨噴劑、喉片

有些民眾會有喉嚨痛的問題，如果不想服用止痛藥物，喉嚨噴劑和喉片也是一種不錯的選擇。喉嚨噴劑和喉片可以緩解局部不適，使用後得以快速產生效用，也能減少全身性吸收，避免全身性副作用。

腹瀉、腸胃不舒服

可以到藥局購買腸胃藥及電解質補充劑，這類藥品選擇很多，建議先詢問藥師較好。

維生素 B、C

補充人體必要的維生素可以讓身體機能更順暢，建議可以平時就固定使用，促進身體保健。

建議民眾在購買藥品時，要記得跟藥師說明症狀及需求，另外使用方法及注意事項要向藥師確認清楚，如果有使用中的藥品和過敏藥品也記得跟藥師提醒喔！

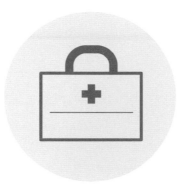

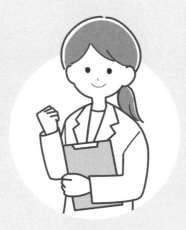

總結

　　在醫院服務的經驗裡，常常看見民眾不止就診一個科別，痠痛找骨科，血壓找家醫科，腎臟問題找腎臟科，在跨科用藥下，藥品可能有 10 種或 20 種以上，而慢性病病人用藥可能會更多種，民眾最常詢問的問題就是這些藥可以一起吃嗎？吃久會不會傷肝傷腎？藥品是治病的必要，卻也是民眾擔心的所在。

　　「好好用藥，把藥用對」是民眾的訴求，在健保的保護傘下，國人都能享受穩定且優良的醫療服務，因此專業的醫療人員所提供的資源，民眾可以多加使用。看診找醫師，用藥問題找藥師，在醫藥良性合作下，民眾是受益的贏家，跟醫師藥師做朋友不能只是口號，更應該身體力行才是。

　　珍惜健保，不隨意浪費醫療資源，讓健保可以提供給我們及未來更好的服務，守護健康就成為輕鬆無負擔的事情了。

這樣吃藥對不對？

藥師最想告訴你的正確用藥與保健知識

作　　者　陳佳玲
責任編輯　陳姿穎
內頁設計　江麗姿
封面設計　任宥騰
插　　畫　許心華
行銷企劃　辛政遠、楊惠潔

總編輯　　姚蜀芸
副社長　　黃錫鉉
總經理　　吳濱伶
發行人　　何飛鵬

出　　版　創意市集
發　　行　英屬蓋曼群島商家庭傳媒
　　　　　股份有限公司城邦分公司
　　　　　歡迎光臨城邦讀書花園
　　　　　網址：www.cite.com.tw

香港發行所　城邦（香港）出版集團有限公司
　　　　　　香港灣仔駱克道 193 號東超商業中心 1 樓
　　　　　　電話：（852）25086231
　　　　　　傳真：（852）25789337
　　　　　　E-mail：hkcite@biznetvigator.com

馬新發行所　城邦（馬新）出版集團
　　　　　　41, Jalan Radin Anum, Bandar Baru Sri
　　　　　　Petaling, 57000 Kuala Lumpur, Malaysia.
　　　　　　電話：（603）90563833
　　　　　　傳真：（603）90576622
　　　　　　E-mail：services@cite.my

展售門市　台北市民生東路二段 141 號 7 樓
製版印刷　凱林彩印股份有限公司
初版一刷　2023 年 6 月
I S B N　978-626-7149-94-2
定　　價／420 元

客戶服務中心
地址：10483 台北市中山區民生東路二段 141 號 B1
服務電話：（02）2500-7718、（02）2500-7719
服務時間：周一至周五 9：30 ～ 18：00
24 小時傳真專線：（02）2500-1990 ～ 3
E-mail：service@readingclub.com.tw

若書籍外觀有破損、缺頁、裝訂錯誤等不完整現
象，想要換書、退書，或您有大量購書的需求服
務，都請與客服中心聯繫。

國家圖書館出版品預行編目（CIP）資料

這樣吃藥對不對？藥師最想告訴你的正確用藥與
保健知識 / 陳佳玲著 . -- 初版 . -- 臺北市：創意市
集出版：英屬蓋曼群島商家庭傳媒股份有限公司城
邦分公司發行 , 2023.06
面； 公分

ISBN 978-626-7149-94-2(平裝)
1.CST: 藥品 2.CST: 藥學

418.2　　　　　　　　　　　　　112005844